慢性肾脏病自我护理

主　编　林惠凤

副主编　刘　松

主　审　孟建中　姜春生

上海科学技术出版社

图书在版编目（CIP）数据

慢性肾脏病自我护理 / 林惠凤主编. -- 上海 ：上
海科学技术出版社，2021.1（2021.4重印）
　　ISBN 978-7-5478-4614-8

　　Ⅰ. ①慢… Ⅱ. ①林… Ⅲ. ①慢性病－肾疾病－诊疗
Ⅳ. ①R692

　　中国版本图书馆CIP数据核字(2019)第215770号

慢性肾脏病自我护理
　　主编　林惠凤

上海世纪出版(集团)有限公司 出版、发行
上 海 科 学 技 术 出 版 社
(上海钦州南路 71 号　邮政编码 200235　www.sstp.cn)

苏州美柯乐制版印务有限责任公司印刷

开本 787×1092　1/16　印张 13.5
字数：250 千字
2021 年 1 月第 1 版　2021 年 4 月第 2 次印刷
ISBN 978 - 7 - 5478 - 4614 - 8/R·1939
定价：48.00 元

本书如有缺页、错装或坏损等严重质量问题，
请向工厂联系调换

内容提要

　　本书采用问答形式并结合图片，对各期的慢性肾脏病患者如何进行自我护理作了全面、系统、实用、科学的解答。

　　本书涉及六部分内容，分别为肾脏的结构和生理功能，常见肾脏疾病及自我护理，血液透析与自我护理，腹膜透析与自我护理，肾脏移植与自我护理，慢性肾脏病患者饮食、营养与自我护理。

　　本书内容全面丰富、通俗易懂，适合慢性肾脏病患者及家属阅读，可帮助了解疾病的过程，普及慢性肾脏病自我护理相关知识，以帮助患者保护肾脏功能，延缓进入维持性透析治疗时间，减少和降低透析的各种并发症。亦可作为肾脏科、血液透析中心、腹膜透析中心、肾脏移植科的患者宣传教育手册。

作者名单

主　编　林惠凤

副主编　刘　松

主　审　孟建中　姜春生

编　者（按姓氏笔画排序）

于　颖　王　琳　王　颖　王天宁　包　博

任文海　刘　松　孙　丽　邹军波　张　娣

张司晨　邵玉萍　林惠凤　胡晓红

序

随着我国医保政策的优化、医保报销比例的提高，以及医疗技术与设备的日趋完善，越来越多的慢性肾脏病患者得到了较好的救治，这给患者的人生及其家庭带来了新的希望。林惠凤老师在慢性肾脏病护理领域工作了三十多年，见证了终末期慢性肾脏病患者绝望、彷徨、无奈、迷茫、无所适从的生命历程。2005年，林老师的专著《实用血液净化护理》成功问世；2015年修订的《实用血液净化护理》（第二版）受到国内同行的普遍欢迎和赞誉。针对如何提升肾友们的医学科学知识、怎样认识和保护肾脏、得了肾脏病怎样自我护理、怎样减少并发症和提高生存质量等问题，林老师苦苦思索，不断归纳提炼，编著成书，历经了三年多时间，这本书终于和大家见面了。

爱是一束光，辉映万颗星。这本书汇聚了许多医护专家丰富、独到的经验，具有很强的指导性和可操作性。为了将那些难以理解的医学知识用有趣的方式变得简单，让肾友们更容易理解和实施，书中以生动形象的事例、通俗易懂的语言、幽默诙谐的微课技巧，图文并茂地描述了肾友们"应知应会"的科学理念及基本知识、健康生活标准与独特的医学行为方式（如透析前后测量血压的学问、"吃"的科学，以及有关"干体重"的秘密）等。希望从知识性、科学性、趣味性、体验性和互动性的不同角度，倡导和启迪肾友们，使他们积极行动起来，参与到"主宰自己命运，回归健康社会"的现实中去！

"红星照耀我们去奋斗！"相信这本书会鼓励你、影响你、激励你、指导你与病痛"共处"，与医护人员一起创造"美好的明天"！

相信这本书将对丰富我国慢性肾脏病护理学内容大有裨益，一定会受到广大肾友们和相关医护人员的喜爱！

孟建中

济南威高肾科医院院长

国际肾脏病学会会员

中华医学会肾脏病学分会委员

中国医院协会血液净化中心管理委员会常委

2019 年 12 月

前言

我国慢性肾脏病患者不少，大规模的横断面调查显示，肾脏病的患病率为10.8%。基于慢性肾脏病的发病高、治疗费用高、预后差及危害大的特点，呼吁个人、家庭、医疗部门及相关组织需关注、了解和重视慢性肾脏病的预防、治疗和护理，从而提高对慢性肾脏病严重危害性和防治重要性的认识；提高人们对肾脏的爱护和保健，提升自我护理水平；提升终末期肾病患者的治疗依从性，降低和减少各种并发症的发生风险，提高生活和生存质量。

20世纪70年代中期，当时的上海第一医学院附属中山医院成立了肾脏病科，本人即担任肾科护士长，长期从事肾科的系列护理及管理，包括腹膜透析、血液透析、肾脏移植及急慢性肾脏损伤、多脏器功能损害的急救和护理管理，在此，深深感恩抚育我、培养我、教育我的复旦大学附属中山医院的师长和同仁，如廖履坦教授、徐和主任等；深深感谢复旦大学附属中山医院肾科丁小强主任以及复旦大学附属华东医院叶志斌主任、上海交通大学附属第六人民医院汪年松主任、复旦大学附属金山医院鲍晓荣主任及栾少东主任、陈小波教授、傅辰生教授等，他们让我在肾脏病的护理管理领域学到了大量的业务知识，积累了大量的经验；同时诚挚感谢上海市血液透析的各位护理专家陈静、王咏梅、郁培青、苏红、吴霞君、吴谷奋、杨泽彬、黄碧红等老师，与她们长期的相互学习、相互指教、相互探讨、相互鼓励、相互支持，使我收获了硕果，并增进了彼此的友谊。

参加本书编写的有威海威高血液净化制品有限公司的同仁，他们长期从事肾脏病及透析临床护理与操作，既具有丰富的临床经验，又懂得透析设备和技术的重要性。本书编写还邀请了刘松女士担任本书的副主编，她曾工作于辽宁省人民医院及加拿大卫生部，长期从事肾科临床及科研工作。

本人在慢性肾脏病护理领域工作三十多载，深知慢性肾脏病患者及其家属的疾苦、需求，心中总想为他们做点实事，故编写此书。通过三年多的努力，《慢性肾脏病自我护理》一书终于即将出版，希望精心设计与策划编写的此书能够为健康人、慢性肾脏病患者及家属、临床医务人员提供一些实实在在的帮助，读者均能从中获得自己所需的知识。

　　功有所不全，力有所不任，才有所不足。本着百花齐放、百家争鸣的原则，不足之处敬请各位专家学者批评指正！

主　编

2019 年 11 月

目录

第二部分
常见肾脏疾病与自我护理

第三部分
终末期肾病的治疗　血液透析与自我护理

第四部分
终末期肾病的治疗 腹膜透析与自我护理

第五部分
终末期肾病的治疗　肾脏移植与自我护理

第六部分
慢性肾脏病患者饮食、营养与自我护理

第一部分

肾脏的结构和生理功能

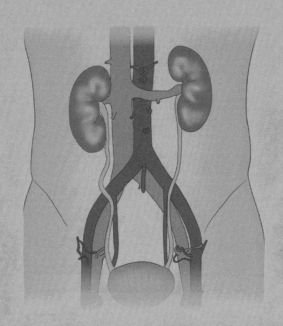

1. 人体肾脏在哪里？肾脏的形态、大小是怎样的？

肾脏俗称"腰子"，在人的后腰部，位于腹膜后、脊柱两旁，左右各有一个。肾脏外形长得像蚕豆，大小因性别、年龄、体重不同而不等，一般如拳头大小。成年人肾脏长为 10～12 cm，宽 5～6 cm，厚 3～4 cm，重量在 120～150 g，左肾比右肾稍大一点。

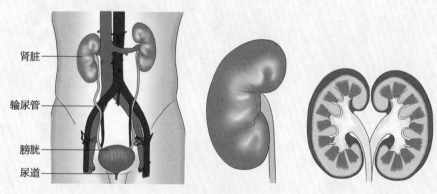

肾脏的位置和形态

肾脏
输尿管
膀胱
尿道

2. 肾脏对人体有哪些生理功能？

肾脏是人体血液的净化器官。它就像是一个 24 小时不停工作的"清洗工厂"，通过滤过生成尿液排出体内代谢废物及多余的水分和电解质。

（1）排泄废物：体内代谢后的废物如尿酸、尿素、肌酐或药物大多经肾脏排泄。

（2）调节水分：流经肾脏的血液通过肾脏过滤、再吸收，一部分的水分形成尿液排出体外，另一部分根据身体需要调整，维持体内水分平衡。

（3）调节电解质，维持机体内环境稳定：电解质包括钾、钠、氯、钙、磷、镁等，是维持身体细胞正常功能的主要物质。

（4）维持酸碱度平衡：肾脏可中和体内酸性物质，维持血液的酸碱度。

（5）内分泌功能：可产生血管活性物质如肾素、前列腺素、激肽和缓激肽，以调节血压、保持血压的相对稳定，同时也可产生红细胞生成素和活性维生素D_3，以促进骨髓造血和调节钙磷代谢。

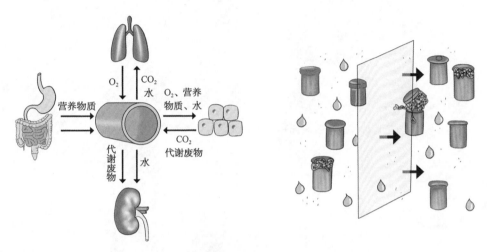

清除代谢终产物

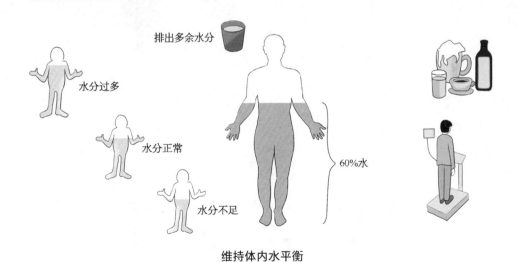

维持体内水平衡

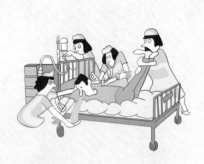

维持体内酸碱度的平衡

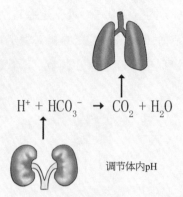

$$H^+ + HCO_3^- \rightarrow CO_2 + H_2O$$

调节体内pH

调节体内 pH

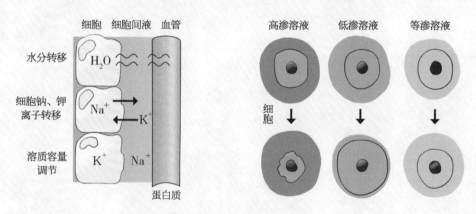

维持体内电解质的平衡

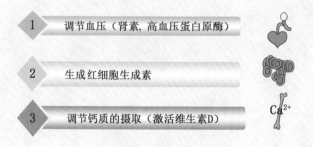

内分泌功能

3. 人体泌尿系统由哪些组成?

泌尿系统由肾、输尿管、膀胱及尿道组成。血液经过肾脏，通过滤过将多余的水分、电解质及部分代谢废物分离出来形成尿液；输尿管把尿液运送到膀胱；膀胱暂时储存尿液，尿由尿道排出体外。

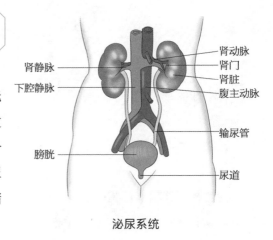

泌尿系统

4. 肾脏结构和功能的基本单位是什么? 由哪些部分组成?

肾单位是肾脏结构和功能的基本单位。每个肾约有 100 万个肾单位。肾单位由肾小体和肾小管组成，肾小体是由一团毛细血管丛组成的肾小球和包裹在肾小球外面的肾小囊构成的球状结构，而肾小管分为近端小管、细段和远端小管。

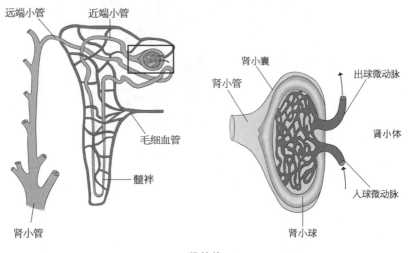

肾单位

5. 肾小球的作用与意义是什么？什么指标可以反映肾小球功能？

肾小球的主要作用就是滤过作用。血液经过肾小球时，血浆中的水、溶质和少量蛋白质滤入肾小囊腔内形成原尿。肾小球的滤过功能可以清除代谢产物、毒物和体内过多的水分、电解质，对于维持内环境的稳定和酸碱平衡具有重要意义。

检测肾小球功能的指标为肾小球滤过率、内生肌酐清除率、血清肌酐、血尿素氮、血 β_2-微球蛋白、血尿酸等。

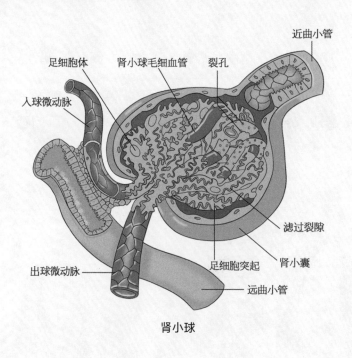

肾小球

6. 肾小管的作用与意义是什么？什么指标可以反映肾小管功能？

肾小管的作用是重吸收功能和分泌、排泄功能。当原尿流经肾小管时，其中对人体有用的物质，如全部的葡萄糖、氨基酸，大部分的水和部分无机盐等被肾小管壁的上皮细胞重吸收进入包绕在肾小管外面的毛细血管中，送回到血液里；同时肾小管的上皮细胞将自身产生的或血液内的某些物质如钾离子、氢离子、碳酸氢根离子、肌酐和某些药物等排出到尿中，肾小管对于调节机体水、电解质、酸碱平衡及排出废物具有重要意义。

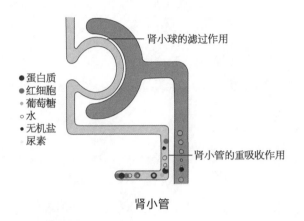

肾小球的滤过作用

●蛋白质
●红细胞
·葡萄糖
○水
●无机盐
尿素

肾小管的重吸收作用

肾小管

检测肾小管功能的指标主要为尿 β_2 -微球蛋白、尿 α_1 -微球蛋白、尿视黄醇结合蛋白、尿溶菌酶、尿渗透压和尿比重测定，以及尿浓缩稀释试验和肾小管性酸中毒试验。

7. 人的尿液是怎样形成的？

尿液的生成包括肾小球滤过、肾小管和集合管重吸收、肾小管和集合管分泌与排泄三个基本步骤。即第一步滤过；第二步重吸收；第三步分泌和排泄。

8. 正常人一天的尿量多少？正常尿液是什么气味？

正常人的尿量受天气、季节、饮食、饮水等因素的影响不尽相同，但一般正常成人 24 小时总尿量为 $1\,000 \sim 2\,000\ mL$，平均约 $1\,500\ mL$。正常的新鲜尿液具有特殊微弱芳香气味。放置过久被细菌分解后产生氨而呈氨臭味。新鲜排出的尿液若有氨味说明尿在体内已被分解，是膀胱炎或尿潴留的表现。糖尿病酮症酸中毒时尿液呈水果芳香味，就是我们常说的烂苹果味。食用辣椒、蒜以后，尿可带有臭味，而腐败腥臭味尿也多见于膀胱炎及化脓性肾盂肾炎。

9. 怎样自我观察尿液的颜色、尿量变化？为什么有时肉眼观察尿液特别浑浊？

取一个干净透明的杯子或瓶子直接收集自身尿液，肉眼仔细观察尿液的颜色和透明度、泡沫情况。正常人尿液是淡黄色、清晰透明的液体。

饮水过多，尿液可以是无色的，而饮水少、出汗多时尿液可呈深黄色；当饮食变化或发生疾病时尿液的颜色会出现改变，如橙子、南瓜吃多，尿液可呈橙色；如服用药物利福平、大黄、番泻叶、红心火龙果会出现红色尿；过多服用维生素 B_2 会出现黄色或深黄色尿；尿液还可出现浓茶色、酱油色、乳白色、蓝绿色、黑色等不同颜色，如果对尿液颜色产生疑问时应尽快诊治。

另取一个有刻度的量杯，将收集的尿液倒入量杯中。读数时注意视线与量杯液面所示刻度在同一水平上，以准确读取尿量。记录每次或每小时尿量，以观察尿量变化。

尿液浑浊主要有两种情况。

（1）初排出时澄清，放置后浑浊：正常尿液初排出时是透明的，放置后，pH 改变、温度变化或因尿液浓缩而使尿中的各种盐类（如尿酸盐、磷酸盐、碳酸盐等）结晶析出，使尿液呈浑浊样。这是正常生理现象。

（2）排出时就浑浊：①脓尿：尿液呈污白而浑浊，主要与尿路感染有关；②乳糜尿：尿如牛奶般的乳白色，多见于淋巴系统疾病；③血尿：尿液呈淡红色或红色，这就是所谓的肉眼血尿了。肉眼血尿的出现提示肾脏或其他泌尿系统的器官有病变。

10. 什么是少尿？什么是多尿？如何才算是夜尿增多？

当一个人一天（24 小时）尿量超过 2 500 mL，就是多尿；少于 400 mL，则属于少尿；当全天尿量少于 100 mL，那就是无尿了。正常人夜间尿量约为白天尿量的一半，如果夜间尿量超过白天尿量即为夜尿增多。

11. 常规体检时为什么要检测尿常规？尿常规的正常值是什么？留取尿常规要注意哪些？

尿液是血液流经肾脏时，通过肾小球滤过、肾小管和集合管的重吸收及排泄机体的代谢产物而形成的，因此尿液的组成和性状可反映机体代谢情况及各系统功能状态，尤其与泌尿系统疾病直接相关。肾脏或尿路疾病的诊断和疗效往往能从尿常规中反映出来。此外，尿常规检查也有助于某些全身性病变和身体其他脏器病变影响尿液改变的疾病，如糖尿病、血液病、肝胆疾病、流行性出血热等的诊断和疗效观察。因此，体检时要重视检测尿常规。

尿常规检查包括尿外观（颜色、透明度）、酸碱度、比重、蛋白质、糖、酮体、胆红素、胆原、沉渣显微镜（观察离心后尿沉渣中红细胞、白细胞、上皮细胞及管型等）。尿常规正常值如下：颜色（COL）呈浅黄色至深黄色；酸碱度（pH）为 4.6～8.0（平均值 6.0）；比重（SG）为 1.015～1.025；尿胆原（URO）<16；尿蛋白（PRO）、尿糖（GLU）、胆红素（BIL）、酮体（KET）、隐血（BLO）、白细胞（WBC）、尿红细胞（RBC）呈阴性（-）。

留取尿液标本是尿常规检测的首要注意事项，应尽量采用新鲜晨尿，如不便可随机采集尿样检查，但应以留取中段尿为宜。留取尿液时要注意：①留取尿标本时不要少于 10 mL；②女性留取尿标本时应避开经期，以防止混入阴道分泌物影响检查结果；③使用清洁干燥的容器来留取尿标本，一般医院提供的一次性尿杯和试管即可；④尿标本应尽快送实验室检验，时间过长会影响检验结果的准确性。

12. 尿常规发现有红细胞、白细胞、蛋白、管型分别有什么意义?

正常人尿液中含有少量红细胞。新鲜尿液离心沉淀后取尿沉渣做显微镜检查,若在高倍视野下观察到红细胞超过 3 个(即>3 个/高倍视野)称为血尿。血尿常见于肾小球肾炎、IgA 肾病、泌尿系统结石、肿瘤、结核、畸形等。同样,若尿沉渣镜检时在高倍视野下观察白细胞超过 5 个(即>5 个/高倍视野)即为白细胞尿,如果同时伴有尿频、尿急、尿痛等尿路刺激症状,即提示有泌尿系感染的可能。

如果尿常规检查报告蛋白定性阳性,即为蛋白尿。蛋白尿分为生理性蛋白尿和病理性蛋白尿。瘦长型青少年直立或行走后出现的少量蛋白尿称为直立性蛋白尿;而健康人在剧烈运动、高温、严寒等刺激下出现的蛋白尿称为功能性蛋白尿,这两种蛋白尿均属生理性蛋白尿,为一过性蛋白尿,刺激去除后蛋白尿也随之消失。病理性蛋白尿为持续性蛋白尿,是由肾脏疾病或全身性疾病影响到肾脏而引起的蛋白尿,在病变痊愈前将持续存在。

尿中的管型是以蛋白质为基质,在肾小管管腔中形成的一种圆柱状物。透明管型可于发热、运动后一过性出现,不能提示患肾脏病。其他管型如细胞管型、颗粒管型、脂肪管型、蜡样管型、肾衰竭管型等,尿常规中一旦发现均提示有肾实质损害。

13. 什么是乳糜尿?

乳糜尿是指乳糜或淋巴液逆流进入尿中,使尿液呈现不同程度的乳白色或米汤样的病症,多是由丝虫病或其他原因引起的肾周围淋巴管阻塞,导致肾盂黏膜下的淋巴管破裂产生肾盂淋巴瘘,乳糜液进入尿液中形成乳糜尿。若乳糜尿中含有血液,尿液就会呈乳红色甚至酱油色,这种称为乳糜血尿。乳糜尿长期反复发作,会导致体内蛋白质和脂肪的大量丢失,患者会出现乏力、消瘦、水肿、低蛋白血症等营养不良的症状。乳糜块阻塞输尿管时可引起肾绞痛,阻塞尿道也可导致排尿困难或尿潴留。

14. 尿中出现泡沫时要注意什么？

尿液中泡沫的形成，主要与尿液液体的表面张力有关。各种原因导致的尿液成分发生改变，如蛋白、黏液和其他有机物质（如葡萄糖）等增多，使尿液的表面张力增加而出现泡沫。如果泡沫尿偶尔出现，且尿中泡沫短时间就消散了，多半是生理性的，可能是排尿过急、饮水过少、尿道内存在精液成分等，无须就诊；但当尿液中泡沫特别多，且持续时间较长，很可能是疾病导致的异常现象。蛋白尿是引起泡沫尿最常见的原因之一，尿液中蛋白含量异常升高使尿液张力增强而出现泡沫。糖尿病患者的尿液因为含有糖和酮体、泌尿系统感染的患者因为尿道内的炎性分泌物增多等，都可引起泡沫尿。另外当泌尿道中含有产气菌的时候也可以出现泡沫尿。

15. 尿常规中蛋白质水平与 24 小时尿蛋白定量有什么意义？

尿常规中蛋白质的检测结果常用"＋～＋＋＋＋"表示，"－"表示尿蛋白阴性，"±"表示尿蛋白可疑，"＋～＋＋＋＋"表示尿蛋白阳性，加号越多表示尿蛋白越多。这种检测方法属于尿蛋白的定性和半定量检测。尿蛋白定性（半定量）阳性的患者，一定要再测 24 小时尿蛋白定量，以准确测定全日尿蛋白排泄总量。当 24 小时尿蛋白排出量超过 150 mg，或尿常规检查显示尿蛋白阳性时，称为蛋白尿。蛋白尿是肾脏病的常见表现，全身性疾病影响到肾脏也可出现蛋白尿。

16. 什么是尿本周蛋白？

尿液中的本周蛋白是一种免疫球蛋白的轻链单体或二聚体，属于不完全抗体球蛋白。尿本周蛋白阳性与多发性骨髓瘤的发病密切相关，是诊断多发性骨髓瘤的标记性蛋白。其他疾病如巨球蛋白血症、慢性淋巴细胞白血病、恶性淋巴瘤、骨肉瘤、肾淀粉样变、慢性肾盂肾炎、慢性肾炎等患者尿中也偶见尿本周蛋白。

17. 为什么会出现运动性蛋白尿？什么是一过性蛋白尿？

运动性蛋白尿即指在剧烈运动或长时间大强度运动后尿中蛋白含量增多，但经过一定时间休息后自行消失的现象，它的发生原理尚不完全清楚，可能与肾脏功能性改变有关，而没有肾脏病理性改变。

一过性蛋白尿指肾脏正常，但由于剧烈运动、受寒、精神紧张、发热、脱水、急性疾病等原因而出现的暂时性蛋白尿，一般不超过 24 小时，在诱因解除后，蛋白尿会自行消失。蛋白尿程度较轻，尿常规中蛋白定性一般不超过"＋＋"。

18. 尿液的酸碱度（pH）是多少？有什么意义？

尿液酸碱度（pH）在 5.5～7.4，一般为 6.5 左右。营养学上根据食物在体内消化吸收后代谢终产物的酸碱性将食物分为成酸性食物和成碱性食物。成酸性食物包括大部分的动物性食物（肉、蛋、奶及海鲜类）、大多数精制面粉、大米、糖、咖啡、碳酸饮料等，而新鲜的蔬菜水果和低热量的植物性食品等属于成碱性食物。人体血液酸碱度必须保持弱碱性，即 pH 在 7.35～7.45，才能维持正常的生理生化功能。当我们摄入过多的成酸性食物时，血液偏酸性，肾脏排酸增加，尿呈酸性；反之，当成碱性食物摄入过多时，肾脏将排碱增加，尿呈碱性。由此尿的酸碱度可反映肾脏调节体液酸碱平衡的能力，同时尿液 pH 的测试还可以反观自己近期的饮食结构是否合理。

19. 尿相差显微镜说明什么问题?

由于尿相差显微镜可以更清晰地观察尿红细胞形态的变化，临床上常被用于鉴别血尿是变形红细胞血尿还是均一红细胞血尿，以帮助区分肾小球源性血尿（内科性血尿）和非肾小球源性血尿（外科性血尿）。当血液中的红细胞通过受损的肾小球滤过膜在尿中出现时，红细胞由于受到挤压损伤，以及在肾小管中受到 pH 和渗透压变化的影响，此时尿相差显微镜下检测到的红细胞可呈多形性改变，这种情况被称为肾小球源性血尿，可见于各种肾小球病变。若相差显微镜检测到的尿沉渣中红细胞形态基本正常，呈均一性，属非肾小球源性血尿，主要是肾小球以下部位和泌尿通路上的出血，多与毛细血管破裂出血有关，可见于泌尿系统结石、肿瘤、结核、畸形等。

20. 正常人尿里有细菌吗? 尿细菌培养有什么意义? 怎样留取尿培养标本?

正常人尿液中没有细菌生长或仅有少量细菌，培养菌落计数小于 1 000 个/mL。临床上常用尿细菌培养来检查判定尿液中有无细菌生长或细菌的种类、数量等情况，以明确尿路感染的诊断，并针对感染病菌进行合理用药，对症治疗。

用于尿细菌培养的尿标本留取时应无菌操作，一般采用外阴冲洗后使用无菌容器留取的中段尿；应在使用抗菌药物之前或停用抗菌药 5 天之后留取尿液标本；通常采集晨起第一次尿液送检，这样尿液在膀胱内停留 6～8 小时或以上，使细菌有足够时间繁殖；标本采集后应及时送检，如不能立即送检，室温保存时间不得超过 2 小时，4℃保存不得超过 8 小时；此外应避免在尿中混入防腐剂或消毒剂。

21. 什么是尿糖？什么是肾性糖尿？

正常人尿中可有微量葡萄糖，一般不能被定性试验检出，当血中葡萄糖浓度增高，超过肾脏对葡萄糖的重吸收能力（即肾糖阈，通常＞8.88 mmol/L 或＞160 mg/dL）时，尿中可出现葡萄糖，尿糖定性为阳性，又称糖尿。

尿糖阳性可分为生理性和病理性糖尿两种。生理性糖尿多为一过性的，如饮食性糖尿、应激性糖尿和妊娠性糖尿等。病理性糖尿可以是血糖增高性糖尿，也称真性糖尿，主要见于糖尿病；也可以是血糖正常性糖尿，即肾性糖尿，是肾小管重新吸收功能低下所致，多见于家族性肾性糖尿、慢性肾炎、肾病综合征等。

22. 尿酮体检查有什么意义？

酮体是脂肪代谢的中间产物，正常情况下产生极少，尿中酮体浓度很低，一般定性检查为阴性。在某些病理或生理情况下，如糖尿病、剧烈运动、饥饿、妊娠呕吐、应激状态时，糖代谢发生障碍，脂肪分解增加，肝对脂肪酸氧化不全，酮体生成增加，引起血酮过多而由尿排出，尿酮体检查阳性，称为酮尿。糖尿病酸中毒时尿酮体检查可出现强阳性。而某些健康人体检时空腹做尿酮体检查，结果发现尿酮体阳性，这种饥饿体检造成酮体阳性很普遍，并不表示有酮体中毒，应该先"填饱肚子"后再进行检查，必要时做空腹和餐后血糖的检测以排除糖尿病。

23. 代表肾功能监测的化验有哪几项？

一般肾功能检查项目包括肾小球功能检查和肾小管功能检查，而肾小球功能检查又包括肾小球滤过率、内生肌酐清除率、血清肌酐、血尿素氮、血 β_2 -微球蛋白、血尿酸及血胱抑素测定。肾小管功能检查包括尿 β_2 -微球蛋白、尿 α_1 -微球蛋白、尿视黄醇结合蛋白、尿溶菌酶、尿渗透压和尿比重测定，以及尿浓缩稀释试验和肾小管性酸中毒试验。

24. 血液肌酐（Cr）、尿素氮（Bun）、尿酸（Ua）升高分别有什么临床意义？正常值多少？

肌酐是肌肉代谢的终末产物，尿素氮是蛋白质代谢的终末产物。正常情况下，人体的血清肌酐及尿素水平是恒定的。一般来说，血肌酐正常值为 44～133 $\mu mol/L$，尿素氮的正常值是 3.2～7.1 mmol/L（9～20 mg/dL）。当肾小球功能明显受损时，它们的滤过就减少，血清肌酐和尿素氮值就会升高。因此，血清肌酐及尿素氮值能在一定程度上反映肾小球滤过功能，但应用它们来检测肾小球功能有一定局限性。首先，这两项检查都很不敏感，只有当肾小球滤过率下降一半时，其水平才会升高，所以无法发现早期的肾小球损害。其次，它们的测定值易被干扰，特别是血尿素氮，可受多种因素影响，其测定值很难准确反映肾小球功能。

尿酸是人体嘌呤代谢的终末产物。正常情况下，每日的生成量和排泄量大约相等，机体处于相对平衡状态。如果体内尿酸产生过多或出现尿酸排泄障碍，就会导致体内尿酸潴留。一般认为：男性＞420 $\mu mol/L$、女性＞350 $\mu mol/L$ 时，即可确定为高尿酸血症。肾脏疾病、血液病、糖尿病、肥胖、高嘌呤饮食等都会引起血尿酸增高，而血尿酸增高可引发痛风。

25. 尿中肌酐（Cr）值下降，说明了什么？

肌酐是人体肌肉代谢的一种产物，主要由肌肉组织代谢产生。血液中的肌酐由肾小球过滤后随尿液排出体外。尿肌酐降低可见于急慢性肾功能损伤、碱中毒、肌营养不良、贫血、白血病活动期、休克、失水等。尿肌酐值下降时应结合血清肌酐情况综合考虑，如果同时伴有血清肌酐值明显升高，则须提防肾脏排泄功能降低，可能肾脏已经受到实质性损害。

26. 什么是肌酐清除率（Ccr）？有什么意义？

正常人血液中的肌酐大部分是从肾小球滤过，不被肾小管重吸收，且排泌量很少，故将肾单位时间内把若干毫升血浆中的内生肌酐全部清除出去的能力，称为内生肌酐清除率（Ccr）。内生肌酐清除率试验，可反映肾小球滤过功能和粗略估计有效肾单位的数量，故为测定肾损害的定量试验。因其操作方法简便、干扰因素少、敏感性高，为目前临床常用的较好的肾功能试验之一。临床上 Ccr 的测定方法：素食 3 天后，收集 24 小时全部尿液，在收集尿液结束时取血取尿测定血、尿肌酐定量。

Ccr＝尿肌酐×24 小时尿量/（血肌酐×1 440），单位为 mL/min。

正常值为 80～120 mL/min。内生肌酐清除率低于参考值的 80% 以下者，表示肾小球滤过功能减退。

27. 什么是尿 β_2-微球蛋白？有什么意义？

β_2-微球蛋白（β_2－MG）是一种低分子蛋白质，可以由肾小球自由滤过，基本被肾小管全部重吸收并分解，所以正常情况下很少由尿排出。当体内 β_2－MG 合成增多（如恶性肿瘤、自身免疫性疾病、慢性肝炎等）或肾脏排泄减少（如各种原发性或继发性肾小球病变累及肾小球滤过功能时），血 β_2－MG 会增高。临床上血 β_2－MG 是估测肾小球滤过功能的灵敏指标，是反映高血压和糖尿病患者肾功能受损情况的早期指标，同时也是提示长期血透患者肾脏淀粉样变性的指标。尿中 β_2－MG 的排出量取决于肾小管的重吸收能力和血中 β_2－MG 浓度，所以当血中 β_2－MG 含量正常而尿中 β_2－MG 含量增高，说明肾小管功能受损。尿 β_2－MG 也可用于鉴别上、下尿路感染。上尿路感染时，尿液

$\beta_2 - MG$ 浓度明显增加；而下尿路感染时，则基本正常。此外，肾移植患者发生排斥反应时，血、尿 $\beta_2 - MG$ 明显增高，故肾移植后患者连续测定血和尿 $\beta_2 - MG$ 有助于动态观察、诊断早期肾移植排斥反应。

28. 体检时发现有蛋白尿，经过几次检查均出现蛋白＋或＋＋，医生建议做肾活检，肾活检对人损伤大吗？有必要做吗？

体检时发现蛋白尿并持续存在，提示可能患有肾脏疾病，但如无临床症状，无明显诱因，诊断不清，此时做肾活检穿刺在确诊肾脏病、了解肾脏病轻重、指导制订治疗方案及判断预后上都有很重要的意义。

肾穿刺虽是一种创伤性检查，但对身体的影响微乎其微。术后最常见的并发症就是血尿，一般为镜下血尿，1～5 天内可自行消失，无须处理，对患者的肾脏无影响。其他可能出现的并发症有穿刺侧腰痛或不适感、术后感染、肾周血肿、动静脉瘘、误伤其他脏器等，但随着医学技术的不断发展，现在出现上述并发症的情况已经非常少见了，所以当需要进行肾穿刺评估病情的时候，还是要积极进行的，千万不要因为害怕而拒绝做穿刺。

29. 肾活检治疗前怎样自我护理？

（1）首先要消除恐惧心理，增强自信心。

（2）注意保暖，术前要确保体温正常、无咳嗽、无感染，女性患者不在月经期。

（3）练习吸气和屏气的动作，时间大于 30 秒，以确保穿刺瞬间肾脏位置固定，保证穿刺成功。

（4）学会床上排尿，以免术后因不习惯床上排尿而发生尿潴留；保持大便通畅，如果大便干燥，肾穿前两天遵医嘱服通便药；穿刺前排空大小便。

（5）手术前一晚起不吃产气食品及饮料，如豆制品、牛奶、雪碧等，穿刺当天饮食不宜过饱。

（6）手术前一晚应保证睡眠，高血压患者要控制血压。

（7）术前一周停用各类抗凝药和活血药。血透患者在透析结束时应给鱼精蛋白中和肝素，并在肾穿刺前复查凝血时间，以证实肝素作用消失。

30. 肾活检治疗后怎样护理？

（1）术后应绝对硬板平卧，腰部制动 6 小时，不随意改变体位，减少躯体的移动，避免创口出血。注意监测血压、脉搏、尿色、皮肤颜色、出汗情况等，出现异常及时向医生汇报。

（2）注意观察穿刺处敷料有无渗血，有无腹痛、明显腰部疼痛，如疼痛剧烈应立即报告医生。

（3）保持床单清洁、干燥、平整，保持腰部伤口敷料干洁。

（4）24 小时后根据情况可下床进行少量活动，如肉眼血尿明显，要适当延长卧床时间至血尿消失，3 周内避免剧烈运动或重体力劳动。

（5）术后要多喝水，以尽快排出少量凝血块，注意少量多次，防止一次大量饮水后引起胃部不适出现恶心、呕吐而诱发出血。

（6）饮食保证高营养、易消化，避免吃甜食及牛奶、豆制品等易产气食物。

（7）血液透析治疗的患者，需严格评估，一般在肾穿后 3 天再进行血液透析。必须提前进行血液透析时，应选用无肝素透析。

31. 作为一个健康人，日常生活中怎样保护自己的肾脏？

肾脏是泌尿系统的重要组成器官，肩负着重要的生理作用。作为健康人，日常生活中也要注意保护好肾脏以拥有一个健康活力的身体，这就要努力做到：

（1）充分饮水不憋尿。每天喝足够的水并及时排尿不仅可以排出体内毒素，预防尿路感染，也不容易发生尿路结石。尿液在膀胱里太久很容易繁殖细菌，细菌很可能经由输尿管逆行感染到肾脏。女性更应注意外阴卫生，养成良好的个人卫生习惯。

（2）平衡膳食，不暴饮暴食，饮食清淡，均衡营养，坚持低盐、低糖、低嘌呤、低脂等饮食，摄入蛋白质要均衡，蛋白质的代谢产物——尿酸及尿素氮等都需由肾脏排出，故暴饮暴食将增加肾脏负担。

（3）避免滥用药物。老话说得好：是药三分毒。多种药物都会对肾脏造成损伤，用药需谨慎，应在医生的指导下合理应用。多种药物、化学毒物均可导致肾脏损害，如长期大量服用止痛剂，不恰当地应用氨基糖苷类抗生素，长期、过量服用含有马兜铃酸的中草药等，可能缓慢地引起肾功能损害。

（4）有计划地坚持每天体力活动和体育锻炼，控制体重，避免感冒。积极治疗感冒，尤其是感冒反复发作易对肾脏造成损伤；当喉部、扁桃体等发炎时在医生指导下用药，不滥用抗生素。链球菌感染易诱发肾脏疾病，尤其是小朋友更需要注意预防和及时规范治疗。

（5）保持良好的生活习惯，戒烟忌酒，充足睡眠。预防高血压、糖尿病、高尿酸、肥胖、高血脂等代谢性疾病，防治肾脏损害。冬天做好腰部保暖，防止受寒；夏天莫要贪凉露宿，保证肾脏血液循环良好。

（6）定期体检，保证肾脏健康。定期进行健康查体是早期发现肾脏疾病的重要手段。了解疾病的家族史，尤其是有肾脏疾病家族史和糖尿病、高血压、心脏疾病患者等应更加注意。每年定期检查尿常规、尿微量白蛋白和肾功能，也可同时做肾脏B超检查。密切观察自身的血压、血糖、血脂、血尿酸等指标，严格控制在正常范围以内。

对高危人群，应进行及时有效的治疗，防止慢性肾病发生（即一级预防），积极控制危险因素（高血压、糖尿病、高尿酸、肥胖、高血脂等），在专科医生指导下坚持药物治疗。

（7）对已有早期肾病的患者要给予及时有效的治疗，重在延缓或逆转慢性肾病的进展，最大可能地保护受损肾脏（即二级预防）。

对于该类患者除上述各项措施外，还要注意：①积极治疗原发性肾脏疾病，控制蛋白尿水平。②注意蛋白质的摄入，低蛋白质饮食具有保护肾功能、减少蛋白尿等作用，肾功能受损严重者，每日进食蛋白质的限制应更为严格，但同时必须防止营养不良的发生。③避免或及时纠正慢性肾病急性加重的危险因素，如累及肾脏的疾病（原发性肾小球肾炎、高血压、糖尿病、缺血性肾病、狼疮性肾炎等）复发或加重、血容量不足（低血压、脱水、休克等）、组织创伤或大出血、严重感染、肾毒性药物或其他理化因素致肾损伤、严重高血压未能控制或血压急剧波动、泌尿道梗阻，心、肝、肺功能衰竭，以及严重营养不良等。④积极治疗肾功能损害导致的并发症，如肾性贫血，水、电解质紊乱（如高血钾、高血磷、低血钙）和酸中毒等代谢异常。⑤要坚持治疗和定期随访，慢性肾脏病慢性迁延、缓慢进展，有些患者经治疗后症状缓解，自身感觉很好，误认为病已"痊愈"，或担心长期服药有不良反应就自行停药，忽视了持续治疗的重要性。因此，每一位肾病患者不管病情如何，都应定期复查，认真治疗是保证慢性肾病疗效的关键。

（8）育龄妇女妊娠前要检查有无肾脏病及肾功能情况，对已有慢性肾脏病者必须去肾脏专科，评估可否妊娠。如盲目妊娠，则加重肾脏负担，引起肾脏病恶化，导致肾功能不全。

第二部分

常见肾脏疾病与自我护理

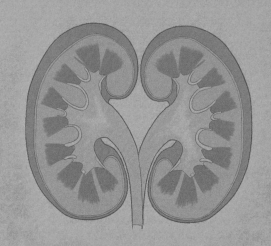

一、肾脏会出现的常见疾病

1. 哪些症状是肾脏病的早期症状？

慢性肾脏病的一大特点就是症状隐匿，易延误病情。慢性肾脏病患者早期常常没有明显症状，或者症状很轻微，等到出现症状时再就诊，肾功能损伤已经不可逆转。所以早期发现肾脏病的"蛛丝马迹"就显得尤为重要。那么肾脏病早期有哪些"蛛丝马迹"可以帮助我们提高警惕呢？其实身体发出的一些肾脏病早期症状的信号值得我们引起重视。

（1）水肿：晨起时眼睑或颜面水肿，午后多消退，劳累后又加重，休息时可减轻。严重时水肿可出现于身体低垂部位，如踝关节、双下肢、骶尾部等。

（2）高血压：慢性肾脏病进展至一定阶段可导致高血压，而高血压发展至一定阶段也可导致肾损害，两者互为因果，恶性循环。当没有高血压家族史的年轻人发现血压升高，要警惕肾脏病可能。

（3）血尿或蛋白尿：肉眼血尿和蛋白尿在生活中可能会被发现，如尿颜色变红、橘色或浓茶色；尿液泡沫增多，应该去医疗机构复查，排除蛋白尿；体检时发现有血尿或蛋白尿应该立即就诊。

2. 什么是血尿？怎样观察？

正常人尿液中可有少量红细胞，如果尿液中红细胞异常增多，即离心尿液在显微镜高倍视野下发现超过 3 个红细胞，称为血尿。血尿产生的原因很多，肾小球肾炎、泌尿系统肿瘤、结石、结核、畸形、使用药物甚至剧烈运动都可能出现血尿。血尿较轻者，尿色正常，仅显微镜下可见红细胞增多，称为镜下血尿；当每升尿液中混有 1 mL 以上的血液时，肉眼观察可见尿色变红呈洗肉水色或血色，称为肉眼血尿。尿色发红不一定都是血尿，某些药物（如利福平）、食物（如甜菜）及疾病（如引起血红蛋白尿的疾病）均可导致尿色发红，但尿沉渣显微镜检查发现尿中红细胞并不增多，为假阳性血尿。此外，还应注意有些尿液被月经或痔疮等出血污染，为假性血尿。

3. 什么是蛋白尿？怎样观察？

正常人尿液中含有极少量蛋白，若 24 小时尿蛋白排出量超出 150 mg，用常规的临床检验方法检出尿中有蛋白（即蛋白定性阳性）时，称为蛋白尿。蛋白尿有生理性蛋白尿和病理性蛋白尿之分。生理性蛋白尿，是指健康人的尿蛋白一过性升高，当外界因素消失后会随之消失。病理性蛋白尿为持续性蛋白尿，是由肾脏疾病或全身性疾病影响到肾脏而引起的蛋白尿，常见的有肾小球性蛋白尿、肾小管性蛋白尿、溢出性蛋白尿和组织性蛋白尿。蛋白尿自我判断的简单方法是取一支试管装 20 mL 左右尿液，用手来回振荡，若尿中会出现一层细小的泡沫且久久不散，就是疑似蛋白尿，应立即去医院就诊做尿常规检查，明确是否存在蛋白尿。

4. 什么是肾性高血压？

肾性高血压属于继发性高血压的一种，是因肾脏病变而引起的血压升高，分为肾血管性高血压和肾实质性高血压，前者是由肾动脉病变引起，如肾动脉狭窄导致肾缺血而引起的高血压；后者由肾实质性病变引起，称为肾实质性高血压。高血压是慢性肾脏病患者最常见的并发症之一，30％以上的慢性肾脏病患者合并高血压，且肾性高血压的控制较一般高血压难度增加，往往需要多种降压药联合应用才能有效降压。我们知道，高血压的控制对延缓肾脏病的进展以及预防心脑血管意外的发生至关重要，因此我们对肾性高血压应做到早期发现、早期诊断、早期治疗；此外，鉴于肾性高血压的难治性和不确定性，强烈建议在专业医生指导下进行降压治疗。

5. 肾脏病与高血压有关吗？高血压有哪些危害？

肾脏病和高血压的关系密切，就像是先有鸡还是先有蛋，甚至医生有时都分不清到底是先有的肾脏病还是先有的高血压，其实它们是互为因果的两个"元凶"。长期高血压引起的肾脏病是高血压性肾损害，持续性的高血压增加了肾脏负担，使得肾脏血管壁承受强大的压力，慢慢演变成动脉硬化，长时间可直接造成肾脏的损害，发展成肾功能不全，严重者会出现肾衰竭；而长期肾脏病引起的高血压一般也被称为肾性高血压，是由于肾脏病变导致水钠潴留，肾素和血管紧张素分泌紊乱，导致血压升高，肾性高血压是继发性高血压的一种。高血压性肾损害和肾性高血压的病理不同，但是会相互影响形成恶性循环，无论是预防高血压性肾损害，还是肾性高血压，最重要的都是维持血压的稳定。

除高血压性肾损害外，高血压还会给身体其他重要器官带来损害，比如心、脑和全身大血管的损害等，而这些损害，往往是导致患者死亡的直接原因。例如高血压引发动脉粥样硬化导致心脑供血、供氧不足，从而出现一系列的损伤，出现心绞痛、心肌梗死、脑梗死甚至脑出血等症状，严重危害人体健康。此外高血压还会引起视力下降、眼底出血，严重时会导致白内障甚至失明。

6. 什么是肾小球肾炎？

肾小球肾炎又称肾炎，是一组有相似临床表现（水肿、蛋白尿、血尿、高血压、少尿或无尿、肾功能正常或下降），但病因、发病机制、病理改变、病程和预后各不相同，发生于双侧肾脏肾小球的变态反应性疾病。该病是常见的肾脏疾病，根据病因可分为原发性和继发性肾小球肾炎。原发性肾小球肾炎临床上又分为急性肾炎、慢性肾炎、急进性肾炎、隐匿性肾炎。继发性肾小球肾炎是由其他疾病（如糖尿病、原发性高血压、系统性红斑狼疮、过敏性紫癜、血管炎等）引起的肾脏受累。

7. 什么是急进性肾炎?

急进性肾炎是一组起病急骤，由蛋白尿、血尿、水肿、高血压等症状，迅速发展至少尿、无尿直至肾功能衰竭的肾小球肾炎的总称。急进性肾炎病因有多种，可以是原因不明的原发性急进性肾炎，也可继发于肺出血-肾炎综合征、过敏性紫癜、系统性红斑狼疮等疾病。急进性肾炎的肾活检病理表现为肾小球广泛新月体形成，又称新月体性肾小球肾炎。本病预后较差，若能及时明确诊断并早期强化治疗，预后可得到显著改善。若诊断不及时，早期未得到强化治疗，患者多于数周至半年内进展至不可逆肾衰竭。

8. 什么是 IgA 肾病?

IgA 即免疫球蛋白 A，以肾小球系膜区 IgA 沉积、系膜增生为主要特征的一组肾小球疾病称为 IgA 肾病。IgA 肾病的发病机制尚未完全清楚，一般认为系大量的 IgA 和 IgA 免疫复合物在肾小球系膜区沉积，激活了机体的免疫机制而引起肾脏的炎症和损伤。IgA 肾病是我国最常见的原发性肾小球疾病，占原发性肾小球疾病的 $20\% \sim 40\%$，其临床和病理表现多样。临床上可分为单纯性镜下血尿型、尿检异常型、反复发作肉眼血尿型、新月体型、大量蛋白尿型、高血压型和终末期肾衰型等。生活中如感冒后出现肉眼血尿或体检时发现镜下血尿或无症状性蛋白尿，应及时去医院就诊明确诊断。IgA 肾病在治疗上应注意：①积极预防和治疗感染；②控制蛋白尿：饮食上应低盐饮食及限制蛋白质的摄入以减少尿蛋白的滤出，可应用血管紧张素转换酶抑制剂、血管紧张素受体拮抗剂、激素、免疫抑制剂等控制蛋白尿；③治疗高血压，减少肾损伤。

9. 什么是肾病综合征？什么是膜性肾病？

肾病综合征是指由各种肾脏疾病所致，以大量蛋白尿（尿蛋白＞3.5 g/d）、低蛋白血症（血浆白蛋白低于 30 g/L）、高度水肿、高脂血症为临床表现的一组综合征，其中尿蛋白＞3.5 g/d、血浆白蛋白低于 30 g/L 为诊断所必需。肾病综合征分为原发性和继发性两大类，原发性肾病综合征是原发性肾小球疾病引起的肾病综合征；而继发于其他全身性疾病及因素者为继发性肾病综合征，常见有糖尿病肾病、系统性红斑狼疮、肾淀粉样病变、感染等引起的肾病综合征。原发性肾病综合征的病理类型有多种，常见的有微小病变、系膜增生性肾炎、膜性肾病等。

膜性肾病的特征是肾小球基底膜上皮细胞下弥漫的免疫复合物沉积伴基底膜弥漫增厚，临床以肾病综合征或无症状性蛋白尿为主要表现，部分患者伴有血尿、高血压和肾功能不全等。我国膜性肾病几乎占原发性肾小球肾炎的10%，是导致成人肾病综合征的一个常见原因。膜性肾病是一个缓慢发展、相对良性的疾病。儿童自然缓解率高达50%，成人为15%～20%。

10. 什么是尿路感染？怎样预防？

尿路感染是指泌尿系统（包括肾、输尿管、膀胱、尿道等）被微生物感染。根据感染部位可以分为上尿路感染和下尿路感染，上尿路感染包括输尿管炎、肾盂肾炎，下尿路感染则包括了尿道炎和膀胱炎。发生尿路感染时，典型病例会出现尿路刺激征，即尿频、尿急、尿痛。尿频是指排尿次数增加，患者常有排尿不尽的感觉；尿急是指患者一有尿意即迫不及待需要排尿，难以控制；尿痛是指排尿时尿道及会阴部疼痛，伴烧灼感。尿路感染严重时可出现肉眼血尿。上尿路感染时还可能出现寒战、发热、腰痛、食欲减退、恶心、呕吐等。

预防尿路感染，首先生活要有规律，避免过度劳累、吸烟、饮酒和不洁性生活；保持清洁卫生，勤换内裤，性生活前后要及时清洗生殖器等敏感部位；要多饮水，养成良好的排尿习惯，及时排尿，避免憋尿，保持尿路通畅；洗澡时要尽量淋浴，少坐浴，避免因污水侵入尿道而诱发感染；另外要避免久坐，饮食宜清淡，多食富含水分的新鲜蔬菜、水果等，多吃有助于排尿的食品；适当运动，增强机体的免疫力和抗病能力。

11. 什么是肾盂肾炎？什么是慢性肾盂肾炎？

肾盂肾炎是细菌感染引起的累及肾盂、肾间质和肾小管的炎性疾病，常为大肠杆菌感染所致，是泌尿系统的多发病、常见病，分为急性和慢性两类，女性多见。急性肾盂肾炎患者伴有发热、腰痛、尿频、尿急、尿痛等症状，经积极合理治疗后，大多数患者可以痊愈，仅少数可发展至慢性肾盂肾炎。

如果尿路梗阻、畸形及机体免疫功能低下等易感因素持续存在，或急性肾盂肾炎的抗炎治疗不彻底，引起肾小管和间质慢性活动性炎症，纤维化和瘢痕形成，肾盂肾盏变形，最终导致慢性肾盂肾炎的发生。慢性肾盂肾炎患者的尿路感染表现很不明显，常见的表现为间歇性无症状性菌尿和（或）间歇性尿频、尿急等，以及间歇性低热。慢性间质性肾炎可表现为多尿、夜尿增多、低钠、低钾等。慢性肾盂肾炎到晚期，可出现肾小球功能损害、氮质血症甚至尿毒症。

12. 什么是糖尿病肾病？

顾名思义，糖尿病肾病是由糖尿病引起的肾损害，它是糖尿病最常见、最严重的并发症之一，也是终末期肾病的主要病因。糖尿病肾病一般要经历五个阶段，即分为Ⅰ～Ⅴ期。Ⅰ期，肾小球高滤过和肾肥大期，血糖控制后部分患者恢复；Ⅱ期，正常白蛋白尿期，运动等应激时出现微量白蛋白尿，休息后缓解；Ⅲ期，早期糖尿病肾病期或持续微量白蛋白尿期，普通尿常规检查蛋白尿为阴性；Ⅳ期，临床糖尿病肾病期，有水肿、高血压、蛋白尿（>300 mg/24 h）等临床表现，肾小球滤过率进行性下降；Ⅴ期，肾衰竭期，尿蛋白减少，尿毒症症状明显，最后需要透析或肾移植。糖尿病肾病的各个时期治疗原则有所不同：Ⅰ～Ⅲ期治疗上主要是控制血糖，如果能早发现，早诊断，早干预，Ⅰ～Ⅲ期的糖尿病肾病是可以逆转的；一旦进入临床糖尿病肾病期或肾衰竭期，则病变不可逆，必须严格控制血糖、血压、血脂，延缓病情的进展；终末期肾衰竭患者只能依靠透析或肾移植维持生命。

13. 为什么糖尿病患者会出现肾脏损害?

糖尿病患者因长期血糖过高，会出现肾脏血流动力学改变及代谢异常，导致肾小球受到损伤，分泌调节功能发生紊乱，尿蛋白的滤过和排泄异常，肾脏功能减退。糖尿病肾病的发病机制是多因素的，主要有以下几个方面：

首先，由于长期血糖过高，肾小球内出现"三高现象"，即肾小球内高血压、高灌注、高过滤，从而导致肾小球基底膜结构和功能发生改变。而肾小球基底膜是防止蛋白从肾小球的血管内漏出的重要屏障，这层膜受到破坏后，蛋白质就从肾脏漏出，造成蛋白尿。其次，高血糖及糖代谢紊乱也可直接损害肾脏，使健康的肾单位越来越少。另外，糖尿病肾病的发生可能也与遗传因素有关。最后，需要注意的是，一些后天因素如肥胖、高血压、高脂血症、吸烟等也在糖尿病肾病的发生发展中起重要作用。

糖尿病肾病的发生发展是一个多种因素参与的复杂过程。因此，糖尿病患者除了严格控制血糖外，控制体重、血压、血脂及调整生活方式，对于防治糖尿病肾病也是非常重要的。

14. 什么是痛风?

痛风是由于嘌呤代谢紊乱、尿酸排泄障碍引起的血尿酸过高所致的疾病。

嘌呤食物摄入过多，机体饱和了怎么办？嘌呤氧化后生成尿酸，身体会将三分之二的尿酸从肾脏排出体外，但不管产得多了还是排得慢了，都会进入血液，只要超过尿酸在血液中的饱和浓度，尿酸盐即可沉积在组织中，尤其是易沉积在关节组织及肾脏内而造成损害，最后发生痛风性关节炎（脚趾、足跟、手指、腕等小关节及踝、膝关节为主的大关节）或痛风性肾脏病变（慢性间质性肾炎、尿酸肾结石等），这就是痛风了。

15. 什么是高尿酸血症？痛风和高尿酸是什么关系？

尿酸是嘌呤的终产物，人体每天新生成尿酸约 600 mg，同时排泄 600 mg，每日生产和排泄处于平衡状态，故血尿酸维持在比较稳定的水平。正常血尿酸水平男性 $149 \sim 416 \, \mu mol/L$，女性 $89 \sim 357 \, \mu mol/L$。当血尿酸达到 $420 \, \mu mol/L$ 以上，就已达到了超饱和状态，尿酸极易在组织内沉积而造成损害。因此男性 $> 420 \, \mu mol/L$，女性 $> 360 \, \mu mol/L$，即称为高尿酸血症。

痛风是由于嘌呤代谢紊乱和（或）尿酸排泄障碍引起血尿酸过高所致的一组疾病，绝大多数痛风患者会表现高尿酸血症。血尿酸浓度越高，持续时间越久，就越容易出现痛风，痛风症状也越严重。高尿酸血症是痛风的主要生化特征，是诊断痛风的最重要依据。

值得注意的是，并不是所有高尿酸血症患者都有痛风症状，也有患者在痛风发作时血尿酸在正常范围，必须结合患者病史、症状、体征及诱因作出正确判断。

16. 什么是痛风性关节炎？有什么临床症状？

急性痛风性关节炎是由于尿酸盐在关节及关节周围组织以结晶的形式沉积而引起的急性炎症反应。

痛风性关节炎可以累及多个关节，以第 1 跖趾关节最为常见，踝、跗、

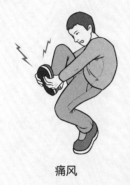

痛风

膝、肘和腕关节也可累及，常好发于 40 岁以上男性。

急性痛风性关节炎大多在夜间发病，发病前有饮酒、暴饮暴食、受潮受寒、劳累、剧烈运动和精神紧张。

临床表现为受累关节红、肿、温度增高、疼痛明显，可伴有乏力、发热、头痛等全身症状。痛风性关节炎长期反复发作可导致关节畸形、僵硬、活动受限等。

17. 尿酸增高会引起肾脏损害吗？肾脏损害分哪几种类型？

尿酸增高是可以引起肾脏病的。无论是因为体内嘌呤代谢紊乱促使尿酸生成增多，还是肾脏排泄尿酸减少，只要血尿酸盐浓度过高，都可能会形成大量尿酸盐结晶沉积于肾脏中，从而形成尿路结石或造成肾实质性损害而引起肾脏病变，这就称为高尿酸血症肾病。

尿酸增高按临床表现可分为急性尿酸性肾病、慢性尿酸性肾病和尿酸性肾石病三种类型。

18. 尿酸过高是否会引起慢性肾功能衰竭？

目前通过肾科领域专家的研究显示，高尿酸血症是慢性肾功能衰竭的危险因素之一。研究显示高尿酸血症可以明显促进慢性肾脏病进展，慢性高尿酸血症可以引起慢性肾功能衰竭。对于高尿酸血症合并 IgA 肾病或糖尿病肾病的患者，其肾脏病进展速度显著增加，所以必须积极治疗高尿酸血症。

19. 26 岁患者体检时发现尿酸增高，没有症状，需要治疗吗？

高尿酸血症起病隐匿，有的只有化验时才发现血尿酸浓度增高，但没有尿酸结石、尿酸肾病、痛风关节炎和痛风石等临床表现，无症状高尿酸血症可以持续 10～20 年，甚至直到中年以后才会慢慢出现症状，当然也有的终身不出现，这被称为无症状高尿酸血症。所以，当发现尿酸增高没有其他症状时无须治疗，适当控制嘌呤饮食即可。如果血清尿酸持续在 600 μmol/L 以上，尿中尿酸持续在 6 mmol/d 以上者应立即给予治疗。

20. 早上起床经常发现上眼睑水肿，会有肾脏病吗?

水肿是肾脏病最常见的症状之一，但是并非所有的水肿都是肾脏病引起的。由肾脏疾病引起的水肿称为肾源性水肿，多表现为晨起后眼睑水肿，俗称"肿眼泡"，水肿逐步发展至面部、双下肢，严重者出现胸腔积液、腹水及外生殖器水肿，同时伴有尿常规的异常。如您怀疑为肾源性水肿，一个尿常规就可以解答您所有的疑惑，因为"尿是肾的一面镜子"。

21. 肾脏有哪些先天性的疾病?

先天性的肾脏病按病因通常可以分为遗传性和非遗传性两大类。遗传性先天肾脏病是常染色体遗传疾病，常见的有多囊肾、薄基底膜肾病、Alport 综合征等，非遗传性肾脏病主要是先天性泌尿系统发育异常造成肾脏畸形。此外，免疫紊乱、毒素或病菌感染也会造成肾脏的先天性损伤。

22. 只有一个肾脏对人体有影响吗? 生活上应注意些什么?

体检时，做双肾 B 超，医生找了半天没有发现左肾，经过造影发现是"先天性孤立肾"，先天性孤立肾是先天性肾脏发育不全造成的，一般来说，只要这个肾脏功能正常，是可以维持正常的生理活动的。但因为一个肾要负担双份的工作，孤立肾患者比常人应多一分注意，保护好这个勤勤恳恳的小家伙。平时要定期体检检查尿常规和肾功能；尽量避免使用对肾脏造成损伤的药物，像抗生素、镇痛药类；饮食清淡少盐、忌油腻，多吃绿叶蔬菜和水果，肉类以鱼肉、鸡肉等白肉类为宜，少食牛、羊、猪肉等红肉类，适当补钙，少喝浓茶、咖啡，戒烟戒酒；生活规律，保证睡眠，适当锻炼，避免感冒、发热和外伤。

23. 什么是多囊肾？多囊肾会遗传吗？

　　顾名思义，多囊肾就是肾脏上长出多个囊样肿块，绝大多数都是双侧肾脏发生病变，囊肿不断增大压迫肾实质，最终肾脏的结构和功能被损害而导致肾衰竭。与单纯性囊肿不同，多囊肾是一种常染色体遗传性疾病，其发病具有家族聚集性，男女均可发病。按遗传方式分为婴儿型和成人型两种。婴儿型是隐性遗传，病变在胎儿时期即已存在，常伴有其他先天畸形，多数患者数月内死亡，在临床上比较少见；成人型是显性遗传，常在中青年以后发现，同时伴有其他器官囊肿病变。

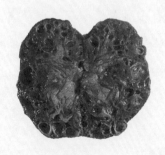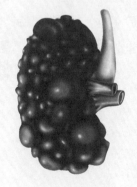

多囊肾

24. 慢性肾脏病（CKD）的定义及分期？

慢性肾脏病（CKD）是指肾脏损伤或肾小球滤过率（GFR）<60 mL/(min·1.73 m²）持续 3 个月。

（1）肾脏损伤（肾脏结构或功能异常）≥3 个月，可以有或无 GFR 下降，可表现为下列异常：病理学检查异常；肾损伤的指标阳性：包括血、尿成分异常或影像学检查异常。

（2）GFR<60 mL/(min·1.73 m²）≥3 个月，有或无肾脏损伤证据。

根据国际肾脏病基金会肾脏疾病转归质量（NKF - K/DOQI）慢性肾脏疾病临床行为指南，CKD 可分为 5 期，详见下表。

慢性肾脏病（CKD）分期

分期	描　　述	肾小球滤过率 [mL/(min·1.73 m²)]
1	肾脏损伤（尿中出现蛋白）而滤过率正常	90 以上
2	肾脏损伤，滤过率轻度下降	60~89
3	滤过率中度下降	30~59
4	滤过率重度下降	15~29
5	肾衰竭（需要透析或肾移植）	15 以下

25. 什么是慢性肾功能衰竭（尿毒症）？

慢性肾功能衰竭是指各种肾脏病导致肾脏功能渐进性不可逆性减退，直至功能丧失所出现的一系列症状和代谢紊乱所组成的临床综合征，简称慢性肾衰，也称尿毒症。

尿毒症不是一个独立的疾病，而是各种晚期的肾脏病共有的临床综合征，是慢性肾功能衰竭进入终末阶段时出现的一系列临床表现所组成的综合征。

26. 我国慢性肾功能衰竭是如何分期的？各期的临床表现有哪些？

慢性肾功能衰竭分期

分期	肾小球滤过率 [mL/(min·1.73 ㎡)]	血肌酐 [μmol/L (mg/dL)]
肾功能不全代偿期	50～80	133～177 (1.6～2.0)
肾功能不全失代偿期	20～50	186～442 (2.1～5.0)
肾功能衰竭期	10～20	451～707 (5.1～7.9)
尿毒症期	＜10	≥707 (8.0)

　　慢性肾脏疾患所致的肾功能衰竭可分为 4 期：第一期肾功能不全代偿期，因为肾单位受损未超过正常的 50%，肾脏因代偿功能仍能维持正常的生理作用，不会出现水和代谢产物潴留，所以临床上通常无症状；第二期肾功能不全失代偿期，肾功能受损已不能完全履行职责，血肌酐、尿素氮等升高，临床出现乏力、轻度贫血、食欲减退等全身症状；第三期肾功能衰竭期，肾功能严重受损，血肌酐、尿素氮显著升高，患者出现严重贫血、代谢性酸中毒、钙和磷代谢紊乱、水电解质代谢紊乱等；第四期尿毒症期，患者酸中毒症状明显、全身各系统症状严重。

27. 尿毒症有办法治疗吗？尿毒症可以逆转吗？

　　慢性肾功能衰竭的过程是缓慢的、持续的、不可逆的，患者最终肾功能完全丧失，目前临床上尚无药物能够根治或逆转尿毒症。

　　尿毒症目前主要的治疗方式有血液透析、腹膜透析和肾移植。

二、 慢性肾脏病（CKD）怎样做好自我护理？

1. 肾脏病患者怎样测体重？

因为肾功能损伤，水钠潴留，肾脏病患者常会有尿量减少和体重变化的情况，所以监测尿量及体重变化可以及早发现水肿，在一定程度上了解自身疾病的进展。慢性肾脏病患者测体重是一项很重要的自我护理，它直接影响到患者水分摄入和控制、容量和血压的监测、透析患者的脱水以及干体重的变化。

（1）居家测体重：①家中自备磅秤（电子秤），每天在固定时间、同一着装、固定磅秤测量体重并记录；②测体重在排便前或排便后、饭前或饭后应统一方法；③及时观察体重变化，当体重不明原因下降（消瘦）或增加（水肿），应及时就诊。

（2）透析前后体重测量：①患者上下机必须测量体重，每次称重前，负责医生及护士必须检查电子秤的准确度，称重所得数字必须由称重医务人员亲自目测确认；②患者穿着的衣物与上次称重时衣物相同，如在季节变化期间有衣服的增减要称量计算在内，以便得到较准确的干体重数据来设定脱水量。

2. 肾脏病患者怎样测血压？

除在诊室测量血压外，肾脏病患者日常在家也应及时测量血压并记录，随时监测身体状况，以便医生调整治疗方案和居家调整护理方法。

（1）在护士的指导下掌握测量血压方法。

（2）测压前 1 小时避免剧烈运动，测量前静坐 5～10 分钟，保持心情平静。

（3）应选择健侧肢体测量血压。取坐位或仰卧位，被测肢体和心脏处于同一水平面。

（4）上臂尽量裸露，不要穿过厚或过紧的衣服，肘部伸直，手掌向上，有支持物，使肢体彻底放松，保证血压准确性。

（5）测量过程注意保暖，不要讲话、不要移动身体、不要屏住呼吸。

（6）放尽袖带内空气，平整地缠于上臂中部，袖带下缘距肘窝 2～3 cm，松紧以能放入 1 指为宜。

（7）如需再次测量请拆下袖带，先驱尽袖带内空气，稍待片刻后再测量。

（8）测量血压两个最佳时间是上午 6:00～8:00 和下午 4:00～6:00。如果需要连续测量，建议间隔时间为 2～5 分钟后再进行；如果测量结果跟以往相差过大，休息调整后再测量一次。

（9）长期观察血压应做到四定一记：定时间、定部位、定体位（姿势）、定血压计，记录测量数值。

3. 肾脏病患者怎样准确记录观察尿量？

选用带刻度的装尿液容器（尿壶或塑料量杯），取早晨某一时刻（如早晨 7:00）排尿一次，这次尿液排掉不要（不需要测量、记录）。这一刻以后的 24 小时排出的所有尿液，每一次都要测量并记录，一直到第二天早晨 7:00，排最后一次尿，此次排出的尿液也要测量并记录。将 24 小时内记录的尿量，求和计算得出总数，即为 24 小时尿量。

注意：留取尿液时要观察尿液的颜色、气味、泡沫、尿液量。

4. 尿毒症患者应怎样选择适合自己的治疗方案？

因为尿毒症患者的肾功能已经衰竭，一定要尽快治疗，避免影响健康甚至危及生命。尿毒症患者目前的治疗方式有血液透析、腹膜透析和肾脏移植。由于肾移植需要等待合适的供体，在这之前患者也需要采用透析来替代肾功能以等待合适的肾源。肾脏替代方式均有其适应证、禁忌证和优缺点。尿毒症患者选择治疗方案要对自身做全面评估，如年龄、原发病、并发症、一般情况、家庭居住环境、距离医院远近、工作情况、经济状况等，同时要参考医生建议，选择适合的治疗方式。终末期肾功能衰竭患者多数依赖血液透析维持生命。

5. 尿毒症患者怎样调整心态?如何做好常见心理问题的自我护理?

尿毒症患者的疾病及透析治疗，给工作、学习、经济、家庭生活、社会活动等带来影响，产生不良心理情绪。常见心理问题如情绪低落、厌世、焦虑、抑郁、社会隔离、依赖心理、悲观绝望、沮丧等，这些心理问题往往影响患者的"康复"，影响患者透析的充分性与生活质量。

作为一个透析患者如何做好心理方面的自我护理呢?

（1）首先要了解关于治疗的信息，了解国内外关于透析治疗的进展，提高自信心，坚强、自立，努力遵从医嘱，提高治疗的依从性，降低和减少心理压力。

（2）必要时需接受一些心理疏导或药物治疗，向信任的医护人员和亲友进行倾诉和交流。

（3）适量运动，劳逸结合，尽可能参加一些集体活动、社会活动或力所能及的职业康复。

（4）积极学习了解有关尿毒症及血液透析相关知识，有助自我护理。

（5）规律作息，合理饮食，在身体康复良好的状态下，从事一些力所能及的工作，体现自我价值，因为透析治疗并不是你生活的全部。

（6）培养一些爱好，如阅读、棋类、书法、音乐等，这些都可以疏解或预防心理压力。

除此之外，还可寻求家庭、朋友以及透析中心医护人员的帮助，要相信医护人员，他们会给你很好的建议或意见。经常和家人、朋友谈谈自己的想法，他们也会给你一些帮助，要相信所有的问题都能解决，生活一定会好起来。

6. 什么是肾性贫血？贫血的危害有哪些？

尿毒症患者肾功能受损，包括继发性甲旁亢的拮抗作用，导致分泌的促红细胞生成素的量也随之减少；同时因为毒素在体内蓄积，骨髓生成红细胞功能受抑，铁摄入减少而丢失增多，加上营养成分丢失加重，导致红细胞生成减少；因为毒素的影响，红细胞自溶和破坏增多、存活时间缩短。此外，尿毒症患者凝血功能障碍，常有出血倾向，同时频繁的抽血化验和透析时的丢失，又使得贫血加重，所以尿毒症患者常并发肾性贫血。

由于血红蛋白量的减少，贫血患者会出现不适症状，如乏力、食欲不振、心悸、头晕、注意力不集中、睡眠障碍、体力不支等，严重者可出现肢体供血不足、心绞痛等。

7. 什么是电解质紊乱？有什么危害？怎样自我护理？

电解质紊乱，全称是水与电解质紊乱，就是体内离子过高或过低，不在正常范围内而导致平衡破坏。人体内的阴离子和阳离子总数是平衡的，它们对维持体内渗透压酸碱平衡、体液的分布和转移起着重要作用。任何一种电解质的量改变时，就可能出现不同的机体损害，即出现电解质紊乱。临床上常见的电解质紊乱有高渗性脱水、低渗性脱水、等渗性脱水、水肿、水中毒、低钾血症和高钾血症等。

电解质紊乱会导致疲劳虚弱、烦躁不安、肌肉痉挛、恶心眩晕、呕吐、唇舌干燥、幻觉或昏迷、心悸、心动过缓、呼吸衰竭、神经衰弱等一系列症状，对身体多脏器、心血管系统和神经系统造成损害，严重者会危及生命。出现电解质紊乱患者应配合医生针对病因及时治疗原发症，纠正电解质和血容量，纠正酸碱平衡。

出现电解质紊乱应做好自我护理：①当出现与以往不同的症状如口唇麻木

发硬、说话不清、疲乏无力、胸口闷、心慌、心律失常、抽筋、头痛等，应尽快就诊；②遵医嘱充分透析，血液透析主要任务就是纠正电解质紊乱，特别是高钾血症、高钠、低钠、严重的酸中毒，血液透析 2 小时就能达到平衡，充分的、规律性的、规范的血液透析患者一般很少出现电解质紊乱；③合理饮食，饮食不当、药物不当、不按时透析治疗、高分解状态（大手术、创伤）等会导致电解质紊乱，透析患者必须遵医嘱合理饮食；④合理掌握休息与运动，保持大便通畅；⑤掌握紧急联络方法，将医院电话号码写在自家电话机旁，并随身携带常用电话号本。

8. 尿毒症患者为什么会出现高血钾？高钾血症有何危害？如何预防和自我护理？

终末期肾病患者因肾脏功能减退，出现少尿、无尿及排泄代谢产物减少，钾在体内聚集导致高钾血症；因为摄入过多含钾高的食物或药物，如吃过多的水果、服用中药汤剂等会导致高血钾；此外尿毒症患者机体抵抗力低易诱发感染及发热，导致新陈代谢增加、酸中毒加重，使细胞外氢离子转移至细胞内，而细胞内的钾离子向细胞外转移，患者血钾浓度增高，造成高钾血症。血液生化血钾水平＞5.5 mmol/L 时，可诊断为高钾血症。

钾离子在维持细胞内液渗透压中起着决定性作用，是维持内环境稳态的重要因子。高血钾可影响消化系统功能，引起恶心、呕吐等症状；影响心脏功能，导致心动过缓、心律失常、心脏停搏等症状；降低神经肌肉兴奋性，引起动作迟缓、嗜睡等情况。高血钾的危害极大，严重者会危及患者生命，应积极预防与治疗。

①遵医嘱充分透析，适度运动，保持大便通畅；②限制高钾食物摄入；③预防感染，伴有全身感染时，体内钾离子会增高；④无尿透析患者每天钾的摄入量要低于 2 g，尿量超过 1 000 mL 的患者基本不限钾或稍限钾；⑤减少血库输血，不滥用对肾脏有害的药物和中药汤剂，如使用利尿剂时应用排钾性利尿剂等。

9. 什么是慢性肾脏病心血管并发症？怎样防范心血管并发症？

慢性肾脏病心血管并发症包括慢性肾脏病发展过程中代谢异常引起的心血管系统基础病变，以及透析过程中出现的各种心血管系统并发症。主要包括高血压、冠心病、心功能不全、心肌病、心包炎、心律失常等。心血管并发症占总病死率的 45％～50％。

（1）及早筛查，积极治疗肾病相关并发症。高血压、糖尿病患者，要按医嘱控制血压、控制血糖。

（2）透析患者要充分透析，严格限制水的摄入，控制体重增长。

（3）选用治疗饮食，适量补充活性维生素 D，低盐低脂，戒烟、戒酒。

（4）充分休息，适度运动，注意保暖，预防感冒及感染，养成良好的生活习惯。

（5）纠正贫血，防治甲状旁腺功能亢进等相关并发症。

积极防治心血管并发症，对降低透析患者的病死率、改善生活质量和延长寿命具有重要意义。

10. 慢性肾脏病患者，最近经过全面检查，医生诊断为 CKD Ⅲ 期，医生建议做动静脉内瘘，有必要吗？

美国肾脏病基金会将慢性肾脏病分为 Ⅴ 期，第 Ⅲ 期属于 GFR（肾小球滤过率）中度下降 30％～59％。要知道慢性肾脏病是不可逆的，不能抱有幻想，处于此状态的您必须听从医生的医嘱，为您准备选择肾脏替代疗法做充分的准备。其中如选择血液透析治疗，建议必须按照医嘱选择早期建立自体动静脉内瘘。动静脉内瘘手术俗称造瘘，是将动脉和静脉做一个吻合，作为血管通路的静脉，血管内流动的是动脉血，承受的是动脉血压，静脉血管经动脉血流冲击一段时间后，静脉血管壁增厚，管径变粗充盈，提供足够的血流量，并便于穿刺成功和透析充分。内瘘成熟的过程需 3～4 个月，一旦病情需要时就可立即使用。动静脉内瘘也是我们肾友的"生命线"。

　　建立动静脉内瘘以后，避免了在病情突变如心力衰竭、高钾血症等急需透析时再建立临时留置导管，避免增加创伤、感染概率及血管内膜损伤的风险，避免临时置管增加的经济负担。

11. 尿毒症用中药治疗可以痊愈吗？

　　很明确地告诉您，中药不能治愈尿毒症。因为尿毒症期肾脏纤维化损伤程度已经超过 $85\% \sim 90\%$，肾小球滤过率下降到 $15 \ \mathrm{mL/} \ (\mathrm{min \cdot 1.73 \ m^2})$ 以下，肾脏萎缩严重，并伴有各系统的综合表现，如果此时选择中药治疗，会延误加重病情，危及生命。中药只能缓解早期的慢性肾功能不全症状，不能根治病因，而且很多中药会增加肾脏负担甚至损伤肾脏，所以应在专业医生的指导下对症进行，不能听信偏方盲目用药。慢性肾衰竭是一个不可逆的过程，进入尿毒症期以后，肾功能已基本丧失，目前尚无治愈尿毒症的有效方法，临床上常采用肾脏替代治疗来缓解尿毒症，所以用中药治愈尿毒症是不可行的。一些人通过中药灌肠增加肠道排泄肌酐，原理上可以称之为"结肠透析"，也只是用于缓解尿毒症，并不能从根本上治愈。中药的成分复杂，有很多会损伤肾脏，所以尿毒症患者不宜轻易采用。

12. 27岁，已结婚2年女性患者，因血尿、蛋白尿诊断为慢性肾炎，长期中药治疗。本人想生育，是否能妊娠？

　　由于妊娠期间孕妇和胎儿的代谢发育会增加肾脏的工作负担，导致肾脏血流量、滤过率增加，而血液又处于高凝状态，容易发生纤维蛋白沉积和新月体形成损害肾脏，而且某些妊娠并发症如高血压等也会加重肾脏病变。慢性肾炎与妊娠相互影响，如果妊娠前已有严重的慢性肾炎，肾功能尚未恢复正常，尿蛋白量大或伴有高血压，妊娠后往往病情恶化，严重者导致肾功能衰竭，还可能影响胎儿发育，导致先兆子痫、低体重儿、死胎、早产及新生儿死亡的概率增加。但也不是所有的慢性肾炎女性都不适宜怀孕，建议您考虑好自身身体状况并以医生的建议为主。

（1）如果肾功能正常，尿蛋白少量（微量或"＋"），无高血压、水肿、贫血，经过妇科、肾科医生评估后再决定妊娠。

（2）孕期加强保健，细心监护，注意休息，增加营养，增强身体抵抗力，避免各种感染，定期检查肾功能，观察血压、体重（有无水肿）变化，顺利妊娠的机会还是相当大的，临床上已有不少慢性肾炎患者生下了健康的宝宝。

（3）慢性肾炎伴有血压增高的女性，不宜妊娠。妊娠后约有75％的患者并发重度妊娠高血压综合征，早产及死胎发生率极高，同时易使肾功能进行性减退。如果肾功能未恢复正常，尿蛋白量增多，达"＋＋"～"＋＋＋"，血中尿素氮或肌酐升高的患者，血压升高大于150/100 mmHg，妊娠会迅速加重肾脏负担，导致肾功能衰竭。

（4）一旦发现肾功能损伤加重，如尿蛋白持续增加、血肌酐进行性上升、水肿加重及胎儿宫内紧急情况等，应及时终止妊娠，以保证孕妇的安全。临床已经证实，每妊娠一次，都会使肾炎病情加重而影响患者的康复，所以一次妊娠后最好不要再次妊娠。

13. 慢性肾脏病育龄期妇女妊娠前注意事项有哪些?

（1）妊娠前进行肾脏功能及免疫方面的全面检查，内容包括尿常规、尿微量蛋白、24小时尿蛋白定量、肾功能、电解质、抗核抗体等。

（2）评估肾脏活检病理状况和血压控制情况，如高血压控制不佳，应加强治疗。

（3）评估药物，计划妊娠前6个月，停用免疫抑制剂，如吗替麦考酚酯胶囊（骁悉）、甲氨蝶呤等。

（4）慢性肾脏病妇女准备妊娠前，要及时咨询肾科及妇科医生，调整相关药物的用量和方法，孕期要加强观察和护理。

14. 年轻患者得了尿毒症，会不会出现性功能障碍？

尿毒症患者不分男女都有可能存在性功能障碍，影响正常的生活，男性以勃起功能障碍及性欲降低为主；女性以不孕、月经异常及性欲降低为主。一般情况下，造成尿毒症性功能障碍的原因主要有器质性和心因性两种，少数患者将呈现为混合型。器质性乃指由疾病所导致，尿毒症患者的高血压、贫血、肌酐和尿酸升高、糖尿病等症状会导致生理功能紊乱，易引起性功能障碍；尿毒症的毒素还会作用在神经系统，引起神经系统老化和功能紊乱，神经调节功能减退导致性功能障碍；尿毒症还会影响性腺的激素合成，导致血清睾酮降低；有些患者还出现甲状腺功能减退，表现为性欲低下和阳痿等。心因性乃指由心理状态的异常所引起，尿毒症患者因情绪低落易出现抑郁焦虑等情绪而导致性功能障碍。此外，肾脏疾病患者服用一些降压药、抗抑郁药、肾上腺皮质激素和免疫抑制剂等也可能引起性功能障碍。

充分合理的透析以及综合治疗后，许多患者的性功能可以恢复和改善，但往往由于心理问题、药物影响、疲劳、经济问题等，仍然会影响患者的性兴趣。我们认为，如果患者有这方面的生理要求，保持乐观向上的心态，养成良好的生活习惯，适当的透析治疗，自身状况比较好，贫血得到很好的改善，不感到疲劳的情况下，完全可以改善原本衰退的性功能，拥有和正常人一样健康的性生活。

15. 慢性肾脏病患者怎样进行有效自我护理，防止疾病进展？

肾脏病不同分期管理的侧重点都不一样，但是最重要的始终是患者的自我管理。首先应调整好心态，克服焦虑、恐惧等情绪，树立战胜疾病的信心。其次积极掌握疾病相关知识，了解不同时期自我护理的正确方法，遇到异常情况能准确评价自己的状态并向医生表述或求助。有效的自我护理包括：①合理健康饮食，如限盐、限钾、限水等，根据化验结果调整饮食结构；②注意合理运动，合理休息，改善贫血，预防感冒，避免感染，远离损伤肾脏的诱因，慎用对肾脏有毒的药物；③遵医嘱服药，避免自行增减药量，特别是高血压药物，定期门诊复查；④严格控制血压、血糖，如发生波动应及时就诊；⑤保证充足睡眠，调整心态，接受患病事实，管理负面情绪；⑥参与疾病自我监测，如观察临床症状，观察血压、体重变化，观察尿液的量、颜色、气味、泡沫的多少，掌握留取尿标本的正确方法；⑦学习了解肾脏疾病知识，多与医护人员沟通掌握疾病管理方法；⑧身体状况良好时，尽可能从事一些力所能及的工作，消除疾病压力，益于康复。

16. 什么是残余肾功能？怎样维护残余肾功能？

简单地说，残余肾功能就是肾脏病发展到一定程度、肾脏受损后的那部分肾组织残余下来的肾功能。慢性肾脏病即使发展到终末期，肾脏仍然保留部分肾功能，尽管这些残余的肾功能已经少到不足以维持生命，但它对清除体内毒素和多余水分、控制患者血压等仍有积极的作用，因此无论是血液透析患者还是腹膜透析患者，只要还有一定的残余肾功能，都应该保护好它。

（1）首先应在医生指导下，积极治疗原发病，保护好尚存的肾功能，血液透析患者应选择生物相容性好的透析器，减少相关并发症。防止透析时脱水过快引起低血压。同时控制血压、稳定血糖。

（2）维持体内水、电解质、酸碱平衡稳定，减轻肾脏负担，避免高血压导致的肾损伤进一步加重，避免使用肾毒性药物，合理使用抗生素，尽可能不做造影剂检查，在必须的情况下要考虑对肾脏影响小的造影剂，应用造影剂后需由肾科医生进行评估，以尽快促进造影剂排泄。

（3）合理的饮食和营养，特别是钠盐摄入、蛋白质的摄入。如进入透析阶段需含必需氨基酸的高蛋白饮食，尚未进入透析，必须低蛋白饮食，戒烟戒酒。

（4）积极改善贫血，适当运动，提高机体免疫力，预防与控制感冒和感染。

（5）制订合理的个性化的透析方案，减少每次透析的超滤量，以保护残余肾功能。

17. 早期多囊肾怎样自我护理？后期多囊肾怎样自我护理？

目前尚无有效根治多囊肾的办法，所以早期控制多囊肾病情进展，保护好残余肾功能就是重中之重。多囊肾的早期，肾功能刚刚出现异常，应定期体检，主要是尿常规、B超和肾功能，及时掌握肾脏功能与状态；应改善不良情绪，保持乐观的心态，积极地参与治疗；饮食宜清淡，减轻肾脏负担；及时发现和治疗高血压、糖尿病、尿路感染、结石等容易引起肾脏负担和损害的疾病，在医生指导下合理用药，避免造成肾损伤；避免腰部受到撞击或外伤，保护好肾脏。

多囊肾发展到后期，肾功能受损，除做到早期护理外，更应注意休息，杜绝熬夜，避免剧烈的体力运动和外伤，肾脏肿大明显时应避免腰带过紧，防止囊肿破裂而引起出血损伤；如肾功能不全，应保证充足营养，饮食以优质蛋白质为宜，限制水钠的摄入；若发生血尿，积极采取药物甚至手术治疗，缓解症状；当囊肿过大时可考虑穿刺减压或手术切除囊肿；经常与医生沟通，针对自身情况合理护理，努力维持肾脏正常功能。

多囊肾并发肾功能衰竭，常用透析疗法以血液透析为主。因为囊腔破裂、抗凝剂的应用会导致出血，常见以肉眼血尿为主，患者应注意尿液的颜色并及时与医生沟通。

第三部分

终末期肾病的治疗
血液透析与自我护理

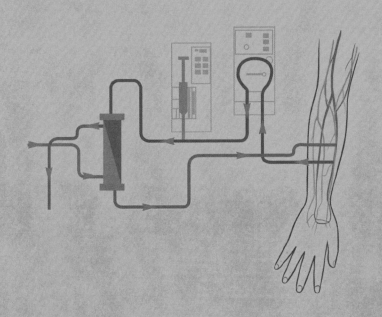

一、血液透析基础知识与相关信息

1. 什么是血液透析？血液透析是终身的吗？

血液透析是急性或者慢性肾功能衰竭（也称尿毒症、终末期肾病）患者肾脏替代治疗的方式之一。当肾脏功能出现减退，排泄能力下降，平衡水与电解质能力减退，毒素在体内蓄积，人体会出现一系列的症状甚至威胁生命，此时需要一种替代疗法，常见的是血液透析和腹膜透析。

血液透析是指将患者的血液引出体外，然后借助透析机上的装置，把血液泵入透析器，通过透析膜与透析液的流动将体内的代谢产物、毒素以及过多水分排出体外，同时纠正电解质和酸碱平衡的紊乱，再将净化的血液回输于体内，达到治疗尿毒症的目的。

目前的医学技术还无法治愈已经衰竭的肾脏，所以对慢性的终末期肾功能衰竭患者血液透析是终身的（除外肾脏移植），这是您一定要面对的事实。但终身二字却也意味着肾脏衰竭并不是人生的尽头，还有接下来的人生要走。您的人生中可能多了要血液透析的日子，可能需要他人的照顾，艰难困苦是会多一点，但同样您会认识在透析室工作的医生、护士还有病友们，他们会成为您的朋友甚至是依靠，让您在透析时面对的不是冰冷的病床和器械，而是一颗颗

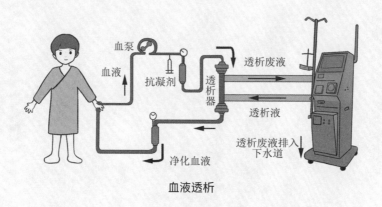

血液透析

温暖的心。认识自身的病症，坚持治疗，只要还活着，生活就会精彩下去。

近年来，我国血液透析技术有了突飞猛进的进展，透析患者的长期生存率不断提高。据报道我国 5 年以上生存率达到 32.4%，10 年以上 5%，笔者所在透析中心，30 年以上的透析患者达到十多名。

2. CKD Ⅳ期患者准备接受血液透析了，要注意哪些事项？血液透析有风险吗？

既然已经准备接受血液透析了，那首先最重要的注意事项就是整理好你的心态！从现在开始，别再去听信民间传言，别再被不科学的言论所误导，摒弃悲观，走进医院，走进血透室，去探索和学习自我护理的技巧，自己为自己的健康买单！切记，良好的心态才是维持生命和生活质量的前提。

（1）先学习吧。买一本肾脏病护理知识的图书，静下心来读一读、学一学，不必精通，但至少了解一些相关信息，出现一些问题时可以从容应对，不至于惊慌；至少知道今后如何简单地护理你自己。书是人类进步的阶梯，对于你而言，更是生命的桥梁。

（2）调整好心态，养成良好的生活习惯。戒烟、戒酒、规范作息时间等。肾已经病了，咱就别再给身体里的其他器官兄弟添麻烦了吧。另外如果有一些其他的不良习惯也要改正了，如饮食不节制（暴饮暴食）、打牌、打游戏、熬夜不注意休息等。同时我们可以和家庭成员、朋友一起掌握一定的护理常识和信息，以便帮助提高你的生活质量和降低日常生活中的风险，同时做好长期作战的思想准备。

（3）勤去医院走走。要定期去医院随访，让医生了解你的原发病、症状发展到何种程度、是否有合并症及有关化验指标、监测肾功能变化等，以判断何时建立血管通路、何时开始透析。要知道建立血管通路的时机可是很重要的！不然内瘘还未成熟，需紧急透析时，再建立留置导管置管手术——临时中心静脉置管，增加了皮肉损伤和风险。

（4）建立血管通路。血液透析自然需要准备血管通路，目前血管通路主要分为自体动静脉内瘘、人造动静脉内瘘、临时中心静脉导管和长期中心静脉导管。自体动静脉内瘘是目前血液透析中最理想的血管通路。

（5）打消顾虑，走进血液透析。当一切准备就绪后，医生会根据你的病情选择合适的时机让你开始透析，你会经历由诱导透析到规律透析的过渡，它的目的是小剂量短时透析使患者从非透析治疗向维持性透析过渡的一段适应性的透析过程，最大限度地减少透析中渗透压梯度对血流动力学的影响和毒素的异常分布，防止发生失平衡综合征，如恶心、呕吐、头痛、血压增高、抽搐等症状，使机体内环境有一个平衡适应过程。

随着透析的开始，各种并发症可能也会随之出现，在透析治疗中，我们应该积极配合医护人员的指导，提高透析充分性，提高治疗依从性，保证治疗效果，降低并发症风险。血液透析过程，我们有专业医护人员进行监护、观察和处理，希望患者出现不适及时与医护人员沟通，透析的风险会有的，但只要我们认真治疗，这些风险都会被避免的。

3. 年轻患者血液透析后还能上班吗？

每个人都有自己的职业规划和理想岗位，可能您正在从事着一份理想的工作，但这突如其来的病症却打乱了您的生活，较长的治疗时间会使您越来越无法胜任当前的工作。这时您会开始惶恐，我还有能力继续工作么？答案是：能！因为透析治疗是规律性的，在固定的时间进行治疗，加之自身配合得当，便极少会有更换治疗时间和增加透析次数。在这样的情况下，我们可以根据自身的治疗计划规划出时间来安排自己的工作。

作者单位有许多透析患者，他们有的是公司白领，有的是教师，有的是企业的老总，他们长期以来就是一边透析一边工作。但是如果是体力劳动者，建议改变一下岗位。

上海较多的透析中心开展了每天三班或四班透析，患者可以晚间到医院血液透析，不影响第二天的工作，您会从工作中得到乐趣，同时又分担了家庭的经济压力。

4. 血液透析的适应证是什么?

血液透析是急性（也称急性肾损伤）或者慢性肾功能衰竭（终末期肾病、尿毒症、慢性肾脏病）患者肾脏替代治疗的方式之一，同时它可以治疗和抢救急性药物毒物中毒，多脏器障碍综合征等，当然其最直接的适应证便是慢性肾功能衰竭和急性肾损伤了。

（1）首先来看慢性肾功能衰竭，目前慢性肾功能衰竭的透析时机并无统一标准，一般情况下会提倡在满足一条或多条透析指征且药物无法控制的情况下尽早进行透析治疗，以下是慢性肾衰竭的透析指征：①内生肌酐清除率<10 mL/min（糖尿病患者<15 mL/min）；②血尿素氮（BUN）>28.6 mmol/L或血肌酐（SCr）>707.2 μmol/L；③高钾血症，血钾>6.5 mmol/L；④代谢性酸中毒；⑤口中有尿毒症气味伴食欲丧失和恶心、呕吐等；⑥慢性充血性心力衰竭、肾性高血压或尿毒症性心包炎一般治疗无效者；⑦出现尿毒症神经系统症状，如性格改变、不安腿综合征等。

（2）当出现急性肾损伤时也需要进行血液透析治疗。急性肾损伤一旦诊断成立、尿量短时间内无法增多且无其他禁忌证时，应该早期透析清除多余水分和毒素，维持体内酸碱平衡，避免发生多脏器衰竭等其他并发症危及生命。急性肾损伤的适应证如下：

凡急性肾损伤合并高分解代谢者（每日血尿素氮 BUN 上升≥10.7 mmol/L，血清肌酐 SCr 上升≥176.8 μmol/L，血钾上升 1~2 mmol/L，HCO_3^- 下降≥2 mmol/L）可透析治疗。

非高分解代谢者，在满足第一项并有其他任何一项症状者需及时进行血液透析：①无尿 48 小时以上；②血尿素氮 BUN≥21.4 mmol/L；③血肌酐 SCr≥442 μmol/L；④血钾≥6.5 mmol/L；⑤HCO_3^-<15 mmol/L；⑥有明显水肿、肺水肿、恶心、呕吐、嗜睡、躁动或意识障碍；⑦误输异型血或其他原因所致溶血、游离血红蛋白>12.4 mmol/L。

（3）急性药物或毒物中毒时，如果药物、毒物的分子量小可以通过透析膜且不与组织蛋白结合时，也可以采用血液透析的方式进行抢救治疗。

（4）其他病症，例如：严重水、电解质及酸解平衡紊乱，一般疗法难以奏效而血液透析有可能有效时，可选择透析治疗。

5. 血液透析前如何做好心理准备和心理调适？得了尿毒症怎样配合医务人员接受治疗？

当您已经确定要接受血液透析了，首先要做的就是调整好自己的心态，可是被病痛折磨的身体和心灵并不是单靠意志力就可以调节好的，所以健康科学的治疗和调养对您调整心态尤为重要。

首先尿毒症带给您的是病痛和绝望，这些病痛可能来自于尿毒症发病之前的积累并发症，这些绝望来自于对患病后生活里太多未知数的恐慌。这时，对您最重要的就是了解病症，通过网络和相关书籍尽可能多地了解尿毒症的相关知识：了解尿毒症会给生活带来哪些影响，这些影响您该如何应对；了解尿毒症该如何治疗，根据常规治疗方式大致重新规划作息时间，如工作、学习、休息时间；了解尿毒症会有哪些并发症，这些并发症怎么避免，怎么治疗等。当您将这些准备充分后，您会发现恐慌与绝望越来越少，心态也会越来越平稳。

解决了未知带来的恐慌心理，就该解决病痛带来的烦躁了。透析开始之后，医护人员会根据您的病情，为您制定治疗计划了，这时您该做什么呢？认真听取，认真执行，及时反馈就是您该做的事情。医护人员会通过宣教的形式教给您如何护理自己的血管通路，防止其并发症和感染；会根据您的具体病情制定合理的饮食，这些饮食方式在保证身体营养摄入的同时也会控制水增长和电解质失衡；同时也会根据您的体质教您锻炼身体的方法，而您需要做的就是遵循这些指导，改善自己的病症，及时交流，更快地从病痛中走出来。

遵循医嘱和自我学习是相辅相成的，您才能更好地接受治疗，在未来拥有一个心理和身体都走向健康的人生。

血液透析是急、慢性肾功能衰竭患者肾脏替代治疗方式之一，是根据物质溶质转运原理和水转运原理来实现净化血液及清除体内多余水分的治疗目的，而其中物质溶质转运包括：弥散、对流、吸附，水的转运则是指超滤。

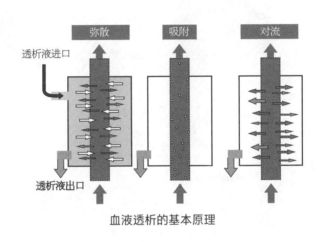

血液透析的基本原理

弥散：是血液透析时清除溶质的主要机制。溶质依靠浓度梯度从高浓度一侧向低浓度一侧转运，此现象被称为弥散。由于肾功能衰竭患者肾脏功能的减退，代谢产物不能从肾脏排出，血液中毒素溶质增高，通过弥散作用，毒素溶质会从血液中转运至透析液中，然后排出体外。透析中弥散、转运需要较高的透析液流速和血流速；同时透析器中空纤维膜的厚度、孔径、材质也对弥散的转运量和速度有一定影响。

对流：也是血液透析中清除溶质的主要机制，在高通量透析、血液透析滤过、灌流等治疗模式中作用更加明显。什么是对流呢？溶质伴随溶剂一起通过半透膜的移动就是对流。在血液透析中，对流一般是在超滤的作用下产生，同时弥散现象中的分子运动也间接地产生一些对流现象。

吸附：吸附跟透析器膜丝的理化性质有关，主要是通过正负电荷的相互作用和透析膜表面的亲水性选择性吸附某些蛋白质、毒物及药物（如 β_2-微球蛋白、补体、炎性介质、内毒素等）。在血透过程中，血液中某些异常升高的蛋白质、毒物和药物等选择性地吸附于透析膜表面，使这些致病物质更多地被清除，从而达到治疗的目的。

超滤：液体在静水压力梯度或渗透压梯度作用下通过半透膜的运动称为超滤。血液透析中的超滤是指水分从血液侧向透析液侧移动。影响超滤的因素主要包括：静水压力梯度、跨膜压力和超滤系数。

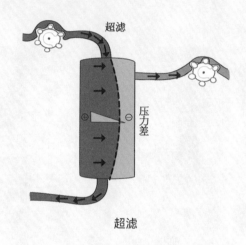

7. 血液透析除了治疗尿毒症，还可以治疗哪些疾病？

血液透析除了治疗终末期肾病外，还可治疗抢救：①急性肾损伤（如地震、灾害引起的挤压伤综合征，手术、感染等引起的多脏器损伤等）；②急性药物、毒物中毒（安眠药、蛇咬伤、鱼胆中毒、毒物等）；③电解质紊乱及酸碱失衡，包括高钾血症、低钾血症、高钠血症、低钠血症、高钙血症、低钙血症、高胆红素血症、高尿酸血症、严重代谢性酸中毒、代谢性碱中毒；④血容量过多导致的急性心力衰竭、肺水肿、顽固性高血压等；⑤肝性脑病、严重高热、低体温、牛皮癣、渗出性心包炎等。

8. 血液透析对环境有什么要求？

（1）血液透析室应布局合理、分区明确、标识清楚，符合功能流程和清洁、污染区域分开的基本要求。

（2）环境通风良好，保持空气清新干燥，配备空气净化消毒设备，透析治疗区域地面应使用防酸、防滑材料，便于清洁消毒；保障室内温度、水电供应。

（3）配备便捷有效的手卫生设施，配备相应数量的洗手设备：流动水、非手接触式水龙头、洗手液、干手物品或设施。

（4）血液透析机的维护与消毒：每次透析结束后应消毒机器内部水路管，机器表面进行擦拭消毒。

（5）严格执行卫生部对于血液透析中心的管理和消毒要求，准确处理医疗废弃物，标识清楚。

（6）患者进入治疗场所需换鞋，目的除了防止交叉感染，同时希望不要将马路、街道的污染物通过鞋子带入治疗场所；禁止家属及非工作人员随意进入血透室，防止交叉感染。

9. 接受血液透析治疗后对家属有什么要求？

当得知自己的亲人得了尿毒症时，您一定会痛苦万分，迷失焦虑，但现实给您沮丧的时间不会太多，您必须及时坚强起来，调整好自己的身心，您的亲人需要您的帮助和照顾。收拾好心情，来看看您可以为您的亲人做些什么？

（1）心理方面：首先积极创造良好的家庭环境，尿毒症患者因为要定期血液透析的缘故，可能会失去之前的工作，多数会出现悲观、失望的心理。家属需要对患者进行积极的心理疏导，保护患者原有的家庭或者社会形象，保护患者的自尊心。在日常生活中多一些照顾和沟通，可以陪同患者检查，陪同患者治疗，让患者感受到家的温暖；同时注意患者因为疾病原因，改变家庭饮食的习惯，如吃得淡而需要限制钠盐；控制水分摄入而控制全家一起喝茶、喝汤等；鼓励患者战胜疾病的信心，让患者感受家庭的温暖，亲情的力量。

（2）物品方面：可以在家中配备血压计、体温计、有刻度的喝水杯、有刻度的尿壶、体重仪；也可配备一些消毒酒精药棉和纱布；对于糖尿病肾病患者要学会监测血糖、胰岛素的注射方法；为了很好地观察疾病，可以使用笔记本，督促患者记录每天的血压、体重、饮食、进水量、出水量或者各种药物应用等。

日期/项目	血压	体重	进水量	出水量	大便	药物应用	备注
时间上午							
时间下午							
小结							

（3）了解信息，学会照顾和督促：在与医护人员交流和沟通中要多去收集和学习一些护理知识，如患者的个人卫生、血管通路护理、换药和用药注意事项、合理的饮食营养、患者的运动、锻炼、康复、常见并发症的观察等；了解患者的治疗时间、用药时间、化验时间等，督促患者按时进行；了解血液透析可能出现的并发症，具备一定的判断能力，根据患者的异常反馈判断基本并发症并有应急处理能力和向医生反馈正确信息的能力，以方便及时救治。

（4）成为医患沟通的桥梁：尿毒症患者往往因为长期受到病痛的折磨，身体对异常的反馈尤为敏感，这就导致当医生调整治疗方案时，患者感受稍有不适时，会排除和抵触新的治疗。家属应当承担起沟通医生和患者的重任，当新的治疗方案有利于患者改善病情时，应该安抚患者心情，在患者的休息饮食等方面做出有利调整并且多陪伴其度过新治疗的适应期；如果发现患者真的无法耐受，也可以及时跟医生沟通及时调整治疗方案，为患者提供最适合的治疗。

（5）经济方面：由于患病减少了收入，增加了医疗开支，作为家属，除了妥善筹划家庭预算和开支，同时需要了解情况，合理用药，杜绝浪费。更重要的是，不能在患者面前抱怨、诉苦，降低和减少患者心理负担，提高患者对治疗的信心。

10. 血液透析患者怎样做好自我卫生?

血液透析患者机体免疫功能下降，在日常生活中要做好自我卫生。

（1）保护自己的血管通路，防止感染。如果血管通路是留置导管，应保持插管部位干燥、清洁，洗澡时选择淋浴，并且一定要将留置导管体外部分及皮肤出口处用敷料密封，以免淋湿后感染；在日常生活中尽量穿对襟衣服，避免脱衣时导管污染和移位；平时应勤换洗衣物、勤洗手；导管暴露要及时换药等。如果血管通路是内瘘，日常生活中应该保持造瘘侧手臂清洁，如局部出现痒等症状时，不用手抓挠；治疗前应用肥皂水彻底清洁内瘘手臂，治疗结束后使用干净的止血绷带止血并且当日避免穿刺部位接触水，用敷料覆盖内瘘4～8小时，防止感染。

（2）注意防止呼吸道感染。除了加强锻炼，保持卫生也很重要。当空气污染时，外出要戴好口罩；平时少去拥挤的公共场所，不抽烟；居住地要注意室内地面、桌面清洁卫生，房间要定时通风；建议每两周更换床单、被套；家庭成员如出现感冒、呼吸道疾病要注意防止交叉感染；平时要养成勤洗手的习惯，透析患者家庭不养宠物。

（3）注意饮食卫生，不吃不洁的食物和生食。由于机体免疫力的下降，肠道卫生需要特别注意，如醉虾、醉蟹、变质不洁食物、腌制食品等希望不吃或少吃，蔬菜和肉制品用流动水洗净、煮沸；水果要洗净后削皮食用；冰箱里的菜一定要煮沸。

（4）注意手卫生。许多疾病与洗手有关，在日常的生活中应该注意洗手，透析患者机体免疫力下降，更加要注重洗手。如血液透析前应该洗手；透析结束回家第一件事就是洗手；逛了超市，买了菜要洗手；乘了地铁、公交要洗手；饭前便后洗手；在透析中心碰到了他人的血液或体液应立即洗手并消毒等，手卫生很重要。

11. 什么是维持性血液透析？

为什么在血液透析前加上维持性这个名词，顾名思义，它是一个不可停顿、不可终止的治疗。我们已经知道人体的肾脏的基本功能，肾脏 24 小时无怨无悔地进行工作，排出体内的代谢产物和过多水分，调整电解质和酸碱平衡，促进红细胞生成，调控血压等。当肾功能减退或衰竭时需要透析疗法干预，才能部分替代肾脏功能。对患者而言慢性的肾功能衰竭是不可逆的，它必须进行持续的终身的治疗（除非肾脏移植）。腹膜透析患者每天或每周六天的治疗，血液透析患者每周三次每次四小时的治疗，就是替代肾脏的功能，清除代谢废物，调节水、电解质和酸碱平衡等，使患者提高生存率，提高生活质量。

我们知道，透析疗法是一个替代疗法，如果要提高血液透析患者的生存率、提高生活质量、降低和减少各种并发症，还需要综合、全面的治疗，包括药物治疗如改善贫血、血压的控制、肾性骨病的防治、合理的饮食和营养等。希望血液透析患者明确维持性透析的含义，准确按时进行有序治疗。

12. 什么是血液净化技术？包括哪些方法？

血液净化的范畴比较广，有报道血液净化技术已涵盖内外科 200 多种疾病，如重症肝炎、急性坏死性胰腺炎、自身免疫系统疾病等。血液净化的基本原理是将血液引出体外，通过特殊过滤装置，清除体内的致病因子、毒素、抗体等，再将净化的血液回输于体内。血液透析是血液净化技术中的一种方法。

常见血液净化技术为血液透析、腹膜透析、高通量透析、血液灌流、血浆置换、免疫吸附、连续性动静脉血液滤过、人工肝等。

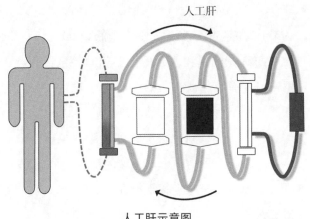

人工肝

人工肝示意图

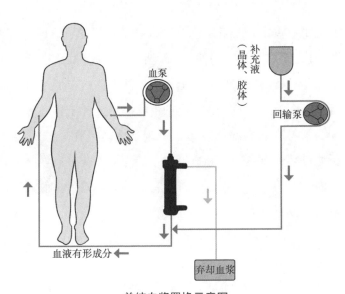

血泵

补充液
（晶体、胶体）

回输泵

血液有形成分 ←

弃却血浆

单纯血浆置换示意图

13. 什么是高通量透析？什么是血液滤过？两者对维持性血液透析患者各有什么优势？

（1）高通量透析（HFHD）：使用高通量透析器具有精准容量控制并可以在供给超纯透析液的普通透析机上进行维持性血液透析的技术称作高通量透析。高通量透析的要求：①高通量透析器，高通量透析器的定义为超滤系数＞

20 mL/(h·mmHg)，β_2-微球蛋白（β_2-MG）的清除率＞20 mL/min，尿素清除率＞200 mL/min，并且可有效清除分子量在 1 000～15 000 道尔顿之间的中大分子，其对溶质的清除机制和普通透析器相同，包括弥散、对流和吸附；②由于高通量透析中可能有反超滤现象的出现，透析用水要求必须使用超纯无致热源的碳酸氢盐透析液，透析液入口装有细菌滤过器；③高通量透析对小分子的清除与普通透析基本相同，对中大分子的清除效果要明显高于普通透析，特别是 β_2-MG、甲状旁腺激素（PTH）、磷的清除；④足够的设备前提下，高通量透析可以代替低通量透析来进行维持性血液透析。高通量透析相比低通量透析在提高透析充分性、提高患者生活质量、保护残余肾功能上都有显著优势。

（2）血液滤过（hemofiltration，HF）和血液透析滤过（hemodiafiltration，HDF）：血液滤过是模拟肾小球的滤过和肾小管的重吸收及排泄功能，将血液引入血滤器，在滤过器的前面或后面输入置换液至体内，通过对流清除体内过多的水分及毒素，血液滤过对中大分子的清除率明显优于普通透析。

近年来，由于先进的血滤机设备，临床会更多选择血液透析滤过方式治疗，血液透析滤过结合血液透析和血液滤过的优势，既有血液透析又有血液滤过，一次治疗同时对大、中、小分子都有良好的清除效果。血液滤过和血液透析滤过清除溶质的效果还取决于置换液的补充和置换液量。置换液是绝对无菌的，由含有人体相等的各种离子和电解质配置，根据临床需要直接输入患者体内，再通过滤过器将液体排出体外。

（3）血液滤过和血液透析滤过的优势：①血流动力学稳定，适合心血管功能不稳定者，能调节血压，改善心功能情况；②能够清除中、大分子物质，降低远期并发症如肾性骨病、瘙痒、钙磷代谢紊乱等；③较血液透析更接近人体本身的生理过程。

血液滤过和血液透析滤过价格高于血液透析，营养素丢失较血液透析多，需要合理的营养补充。

二、血液透析设备的功能和要求

1. 血液透析设备有哪些？

在血液透析中，透析机、水处理系统及体外循环系统共同组成了血液透析系统，三种主要设备都有自己明确的分工。

（1）透析机：透析机是血液净化治疗中应用最广泛的一种仪器，是一个较为复杂的机电一体化设备，在血液透析中任务繁多：①将血液引出体外通过透析器净化再回输到人体的工作，是由透析机的血泵提供动力完成；②将血液中多余的水分在经过透析器时超滤出人体的工作是由透析机的超滤系统来完成的；③将反渗水和浓缩透析液按照比例精确调配并输送至透析器，进行膜内膜外交换，达到清除体内毒素和平衡电解质的目的；④在整个治疗过程中压力检测、空气检测、容量检测、脱水量检测等等，所有关乎治疗安全与效果的检测，都是由透析机的各项检测来完成的。总而言之，透析机为血液透析提供了动力和安全保障。

（2）水处理系统：透析治疗中需要使用大量的透析液，透析液来自水和浓缩液精确配比，而城市自来水含各种微量元素特别是重金属元素，同时还含一些消毒剂、内毒素及细菌，这些毒素和物质如果进入体内，百害而无一利。因此自来水需依次经过滤、活性炭吸附、除铁、软化、反渗透处理后，才可作为

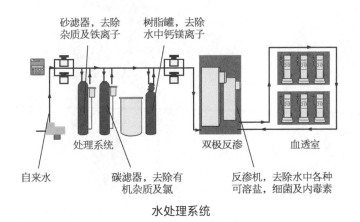

水处理系统

浓缩透析液的稀释用水（临床称为反渗水、净化水或 RO 水）。而对自来水进行一系列处理的装置就是水处理系统。在血透中心应用的水处理系统必须具备各级净化系统工作全自动运行、即产即用、出水量充足、密闭安全等主要特点，其产生的反渗水，也必须经过严格的物理品质、化学品质、生物品质检测，以确保用水安全。水处理系统为血液透析提供了良好合格的水资源。

（3）体外循环系统：体外循环系统主要是由透析器和血液透析管路组成，它的主要责任就是将患者的血液引出体外，通过透析器与透析液将体内的代谢产物和水分排出体外，保证血液的引出和回输过程是在安全、有序、封闭的环境下完成，避免了血液的污染、漏出。

2. 什么是透析机？功能和要求有哪些？

透析机是血液透析治疗的一种治疗仪器，是一个较为复杂的机电一体化设备，由专业技术人员操作和维护。血液透析机主要包括血液循环和监护系统、透析液供给和监护系统、参数控制和监护警报系统，保证透析过程持续、安全进行。

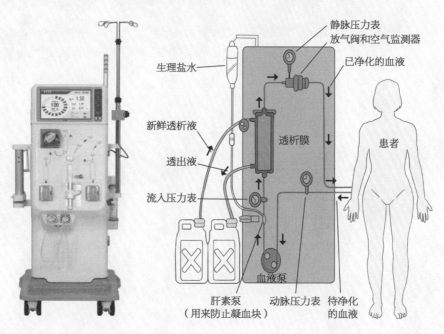

透析机的整体功能可分为四种：①为血液在体外的循环提供动力，为肝素推注提供动力，保证血液在体外处于抗凝状态；②透析液供给系统为血液透析提供温度、浓度、速度标准的透析液和持续的废液排放；③检测报警系统保证透析机是在安全无故障的情况下使用，同时也保证治疗过程中血液和透析液的安全；④在配备消毒液的前提下可以自动完成消毒清洗。

3. 什么是透析器？功能和要求有哪些？

在20世纪80年代，人们将透析器又称为"人工肾"。透析器主要是由支撑结构（透析器壳体）和透析膜组成的，透析器外部壳体上有供血液和透析液进出的接口，透析器内部有大约9 000多根中空纤维丝，这些中空纤维丝上有无数的膜孔，膜孔的孔径大小经过精确设计，血液在中空纤维内行走，透析液则在中空纤维外逆向行走，这些纤维丝既是血液的通路又将血液和透析液分隔开来。在一个 $1.6 m^2$ 或更大的透析器中，除去血液的通路空间外，中空纤维丝外部和透析器壳体内部之间的剩余空间便是透析液的通路了。

透析器在血液透析中至关重要，它是利用半透膜的原理，将患者的血液与透析液同时引进透析器，两者在透析膜的两侧呈反方向流动，借助膜两侧的溶质浓度梯度、渗透梯度和水压力梯度，达到清除体内毒素和潴留的过多水分，同时补充体内所需的物质的目的。

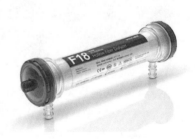

透析器

透析器膜丝的材质是影响治疗效果的重要因素，透析器的生物相容性、水通透性、尿毒症毒素清除等方面是透析器的综合评定标准，临床以清除率和超滤系数两大参数为主要指标。

（1）清除率是指穿过血液透析器或血液滤过器的纯溶质的清除能力，通俗地讲就是血液透析时毒素的清除能力。如尿素氮、肌酐、尿酸、钾离子等。

（2）超滤系数则是指透析膜对水的通过能力，通俗地讲就是血液透析过程清除水的能力。根据超滤系数的大小，可将透析器分为高通透析器和低通透析器。

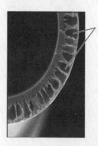
材质疏松，高渗透性

透析膜

（3）透析膜的生物相容性也是评定透析器品质的重要标准。临床判断生物相容性是根据患者在治疗时的状态来判断，但最理想的透析膜应该是无毒性、无抗原性、对补体无激活能力、对凝血系统没有影响。根据报道合成膜的生物相容性优于纤维素膜，是国际公认的优质透析膜，目前市场占有率有70％～80％。

4. 什么是透析用水？功能和要求有哪些？

透析用水是指在血液透析过程中直接与血液接触的全部用水，前面已经提到也称为反渗水、净化水或 RO 水。透析用水要求清除所有对人体有害的物质、影响透析液电解质浓度的物质、对透析机造成损害的物质，包括不溶性颗粒、可溶性有机物、可溶性无机物、重金属和微量元素、细菌和致热原。

随着血液透析越来越规范，对透析用水的要求也越来越高。反渗水需每天进行余氯测试，每月进行细菌内毒素测试，细菌数不能超过 100 cfu/mL，内毒素不能超过 0.5～1 EU/mL，反渗水所含的化学污染物必须符合 ISO13959：2002 的标准。一个血液透析患者每次透析需要多少反渗水呢？反渗水的流量是每分钟 500 mL，一次透析需要 4 小时（240 分钟）乘以 500 mL（每分钟需要量）即 120 000 mL，加上透析过程机器消毒冲洗需要 20 000 mL 左右，总共需要反渗水约 140 000 mL。

透析用水的质量检测和纯度相当重要，应保持纯净和避免微生物污染。

反渗水是由自来水经过砂滤——除氯（活性炭吸附）——去铁——去离子软化——单极或双极反渗等一系列水处理之后形成的。由于反渗水在配置成透析液之后不会再经过过滤便会直接与人体血液接触，所以透析液是由反渗水与透析浓缩液在透析机精确配液系统中配置而成。其作用是排出体内代谢废物，如肌酐、尿素等，还可以排除体内毒物或过量的药物并且调节体液的电解质平衡。与反渗水相同，透析液的水质要求同样十分严格。

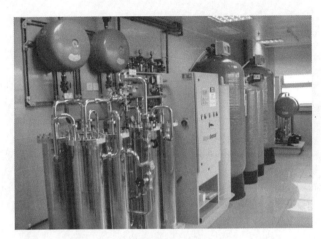

水处理装置

5. 什么是透析液？功能和要求有哪些？

透析液是由含电解质及碱基的透析浓缩液（浓缩粉）与水处理系统产出的反渗水在透析机的配液系统中按比例稀释后得到，最终形成与血液电解质浓度接近的溶液，常用的透析液主要含有钾、钙、钠、镁四种阳离子，氯和碱基两种阴离子。透析液由于使用量巨大且不方便存储，所以与反渗水类似，即出即用，以防变质和污染。

透析液的功能是通过在透析器外壳和血液不断接触，利用浓度梯度产生的弥散纠正患者体内的酸中毒，调节体内水和电解质的平衡，同时排出体内代谢废物和毒素。

在常规的血液透析治疗中，透析液与血液直接接触，如果透析液中的细菌和内毒素超标，会严重影响治疗效果并且危害患者健康，由此透析液水质应该严格把控。另外，透析液的温度和浓度在治疗时也有严格的要求，透析液的温度应调节在 36.5～37.5℃，透析液的浓度在透析机上有精确的配置和监控，临床需要定期维护保养水处理系统和透析机。

6. 什么是血路管？功能和要求有哪些？

血路管又叫血液净化体外循环管路，作为输送血液、药液的管路通道。血路管应该具备保证血液安全的功能，使空气不会进入患者体内；保证在特殊情况下及时中断血液流动；可以拦截血管中的代谢杂质如脱落的血管内膜，使其不再回输到体内；保证药物在供给时无需中断治疗可在密闭的环境下操作。

血路管还具备和透析器、透析机匹配的功能。同时血路管可以在透析机上合理地固定，可以匹配透析机上检测系统组件，如压力检测、空气检测等。

血路管中的整体血容量既可以满足透析治疗的充分体外循环又不会让患者因体外血液过多而感到不适。

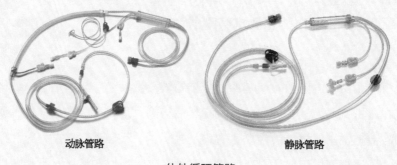

动脉管路   静脉管路

体外循环管路

三、 血管通路与自我护理

健康通畅的血管通路是维持性透析患者得以有效透析、长期生存的基本条件，保护好血管通路，延长其使用寿命，就是延长患者生命。血管通路是患者的生命线，患者须在医护人员的指导下，了解和认知血管通路的护理技术，重视血管通路的自我管理。

(一) 血管通路常见知识

1. 血液透析前为什么要建立血管通路? 理想的血管通路要达到什么样的标准?

慢性肾脏病患者（CKD Ⅲ～Ⅳ期时）准备接受血液透析治疗，医生往往会告知患者准备建立血管通路。为什么要建立血管通路呢? 怎样建立血管通路?

建立一条有效的血管通路是血液透析顺利进行的前提，是为了在血液透析治疗中达到血液流速的要求。对于血管通路的基本要求：①血流量要足够大，以保证有效透析需求；②建立的血管通路能长久耐用，减少并发症的出现；③制作难度小、安全系数高、痛苦少；④建立的通路位置尽量不影响到患者的生活。

2. 常见血管通路有哪几种?

常见血管通路分为临时性血管通路和永久性血管通路。临时性血管通路包括股静脉、颈内静脉留置导管等。永久性血管通路有动静脉内瘘、人造血管内瘘、永久性留置导管等。临床常规应用的是自体动静脉内瘘，因为留置导管会给生活带来不便，容易发生感染。无论是哪一种通路，患者自己都必须要学会自我护理及评估。

3. 血液透析过程中怎样自我观察血液流量?

透析过程中不管使用哪种血管通路,目的是为了达到理想的血液流量以满足透析治疗和保证透析充分性。透析过程中医护人员会严密观察病情变化和监测生命体征,如监测动脉压可以了解目前血流量变化情况,监测静脉压可以了解血液回路压力是否异常,监测跨膜压可以了解脱水情况、透析器是否堵塞等,并及时处理异常情况。那么透析过程患者怎样自我观察血液流量?下面给大家介绍一些小技巧:①有些厂家的管路带有一个"小枕头"(称检测枕或负压泡),位置在靠近动脉管路上、穿刺针和血泵之前。治疗中为负压,血液流量好的时候为充溢状态,流量不好时候它会饿瘪的;②低血压时小枕头会变成瘪的,除此之外还能听到血泵发出"嚓嚓"的声音,可以看到动脉壶上的管路一跳一跳的,都在提醒你的血流量已经不好啦,需要护士及时查找原因和处理,否则影响治疗,造成凝血风险;③当管路受压时和打折时,小枕头也会出现"瘪"的现象,机器会报警,所以透析时患者应防止翻身等行为造成管路受压或打折;④透析时患者感觉动脉端有牵拉感或机器血泵发出"嚓嚓"的声音,可能导管口、针头等出现贴壁现象,这个不用紧张,护士调整一下导管位置就可以了;⑤内瘘的患者透析时反复出现内瘘疼痛,血流量不好,要引起注意,及时与医生联系。

希望患者可以通过这些小技巧尽早发现血流量不好并通知护士找到原因,保证安全有效的透析治疗。

(二)动静脉内瘘与自我护理

1. 什么是动静脉内瘘?

动静脉内瘘是一种安全且能长久使用的永久性通路,适用于维持性血液透析的患者。首选四肢末端血管以方便后期的穿刺和固定。通常将不惯用的一侧手臂（一般是左手，左撇子可以选择右手）的一根动脉和一根静脉，通过手术将血管两端或两侧缝合使静脉动脉化，血管增粗，血液顺利流动并达到理想的流速，也就是人为制造一个动静脉之间的"短路"，标准术语为动静脉内瘘。透析患者称其为"生命线"。

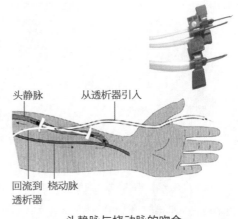

头静脉　从透析器引入

回流到　桡动脉
透析器

头静脉与桡动脉的吻合

2. 动静脉内瘘术前如何护理指导和自我护理？

动静脉内瘘是指动静脉在皮下吻合建立的血管通道，是一个小手术。将动脉和邻近的静脉作一缝合，创伤比较小。手术后可能会有些疼痛不适，但这个即将诞生的新管道，就是以后维持生命的通道，只有建立一个良好的透析通道才能保证后续充分有效的治疗，进而可以像正常人一样的生活、工作、学习。

患者在接受动静脉内瘘手术前要注意：①保护好造瘘侧手臂，切勿在造瘘侧手臂进行动、静脉穿刺，以利手术顺利进行；②注意造瘘侧手臂皮肤的清洁，切勿抓伤、碰伤皮肤，以防术后感染；③术前不宜使用肝素等抗凝剂，以防术中或术后出血；④术前用肥皂水彻底清洗造瘘侧手臂，剪短指甲，皮肤剃毛等。

3. 内瘘手术后要在护士老师的指导下做到以下哪几点？

（1）术后造瘘侧肢体会出现肿胀，不用担心，肿胀会逐渐消退下去，适当抬高造瘘侧肢体，如在下面放置一个枕头，一般略高于心脏位置，促进静脉回流。

（2）避免术侧肢体暴露于过热或过冷的环境，衣袖要宽松，包扎松紧适度，术侧肢体千万勿受压。

（3）保持手术创面清洁干燥，预防感染；观察手术部位有无出血等异常，另外禁止在造瘘侧肢体量血压、输血、输液、采血等。

（4）为了让内瘘健康地成熟，需在医护人员指导下进行评估锻炼促进成熟。

（5）观察内瘘通畅情况，如用手摸有无血管震颤搏动；内瘘的手举起放在耳边听，有无"吹风样"的声音或血管杂音；也可借助听诊器听取血管杂音，如血管杂音消失或降低应立即向医生汇报。

4. 什么是动静脉内瘘成熟？怎样促进动静脉内瘘成熟？

动静脉内瘘的成熟取决于患者血管的自身条件、手术情况及术后患者的配合情况。一般静脉应呈动脉化，血管壁增厚，显露清晰，突出于皮肤表面，有明显动脉震颤或搏动，内瘘直径增粗，能保证成功的穿刺，提供足够的血流量。

怎样促进动静脉内瘘成熟？①术后 3 天，伤口无渗血，可在医护人员指导下进行早期功能锻炼，如握拳、松拳、指端活动等；②术后 2 周进行正规功能锻炼，以促进内瘘早期成熟：每天内瘘侧手捏橡皮健身球 3～4 次，时间由短时逐渐延长，如刚开始时 2～5 分钟/次，以后逐渐至 10～15 分钟/次。也可用健侧手指轻轻压住内瘘侧手臂的上端，使静脉血管适度扩张充盈，每天 2～3 次，时间由短时逐渐加长至 5～10 分钟左右；③如血管充盈度不够，可在医护人员指导下在内瘘侧手臂的上端（静脉上端）用压脉带压迫，并轻轻甩臂，以提高血管充盈度；④如内瘘局部肿胀可抬高手臂以及热敷，

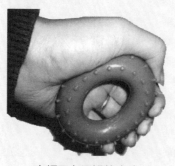

自握压力圈锻炼内瘘

促进回流；⑤内瘘成熟前不宜过早使用，如病情突然加重，出现高血钾、急性心力衰竭、严重酸中毒、血肌酐指标升高等须紧急血液透析，可采用临时性血管通路过渡，防止过早使用引起并发症。

5. 非透析日动静脉内瘘如何自我护理？

正确、良好的日常护理是动静脉内瘘能够长期使用的一个重要的环节。作为患者，正确地进行内瘘的自我护理，可以减少并发症的发生，使内瘘得以有效、长期地使用。

（1）通过宣教和交流，了解内瘘对血液透析患者维持透析的重要性，作为患者主观上应重视，积极配合。

（2）日常生活中保持内瘘侧手臂的皮肤清洁，每次透析前用肥皂水将造瘘侧手臂彻底清洗干净。

（3）透析结束当日穿刺部位避免接触到水，并用无菌敷料覆盖4～8小时，以防感染。如果穿刺处发生血肿，在医护人员指导下进行压迫止血或冰袋冷敷，24小时以后可热敷。内瘘处如有硬结，可在医护人员指导下进行按摩、热敷等。

（4）造瘘侧手臂不能受压，衣袖要宽松，不能佩戴过紧饰物。夜间睡觉不要将造瘘侧手臂垫于枕后，尽量避免侧卧于造瘘侧手臂一侧。

（5）造瘘侧手臂不能测血压、输液、静脉注射、抽血等。

（6）每天4～6小时触摸内瘘吻合口或用听诊器听诊血管杂音，如果震颤、

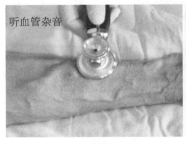
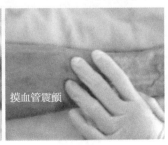

听诊动静脉内瘘杂音　　　　　　触摸血管震颤

杂音消失，局部有触痛或疼痛，应去医院就诊。

（7）避免造瘘侧手臂外伤，建议佩戴护腕，以免引起出血。护腕松紧应适度，不能过紧压迫导致内瘘闭塞。有动脉瘤的患者，应采用弹性绷带加以保护，避免继续扩张及意外破裂。

6. 第一次使用动静脉内瘘有哪些注意事项?

动静脉内瘘能够长期使用需要医患共同的守护，除了患者本身的血管条件外，常常受到穿刺技术特别是首次穿刺技术的影响。首次使用动静脉内瘘时既需要有经验的、穿刺技术熟练的护士也需要患者本人的配合。作为患者要了解和知晓自我护理的要点：①注意清洁卫生，穿刺前将穿刺手臂用流动水洗干净；②穿刺前要以舒适的体位躺好，避免治疗中频繁变换体位，导致穿刺针移位、滑脱刺破血管引起皮下出血；③血透过程中保持动静脉内瘘侧的肢体的相对固定；④第一次穿刺可能感觉有点疼痛，逐渐适应会改善，不要太紧张焦虑；⑤由于新的内瘘血管壁薄、动脉冲击力大，穿刺、拔针后容易出现皮下血肿，要在护士老师的指导下准确护理和按压；⑥使用动静脉内瘘后，当天保持穿刺部位干燥，避免沾湿，减少感染，并学会观察是否出血和血肿；⑦回家当天不做健瘘操及手捏橡皮圈或握力球等，防止针眼处再度出血；⑧自行观察内瘘止血时间并记录，为以后压迫止血时间累积经验。

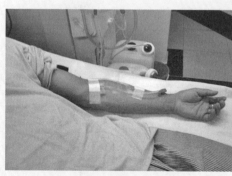 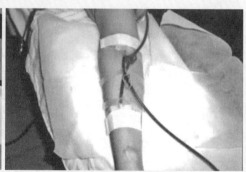

动静脉内瘘穿刺后　　　　　　　　　动静脉内瘘穿刺后透析中

7. 动静脉内瘘压迫止血时如何自我护理?

动静脉内瘘患者每次透析完毕内瘘压迫止血是一个与医护人员互动的过程，目前应用比较多的是指压或压脉带压迫。手指压迫止血位置准确、固定、压力适中；压脉带压迫对老年患者以及自理能力下降者能起到帮助作用。不管采用什么方法，在止血过程中要注意以下几点：①以不出血但仍能感觉血管震颤为宜；②可按照前几次止血时间，摸索止血成功大概时间；③密切观察是否有皮下渗血、针眼出血、血肿、血管震颤消失等状况；④原则上以止住血后，在最短的时间内解除局部压迫；放松绷带要循序渐进，防止止血不成功再次出血；⑤压迫止血时注意手卫生，防止交叉感染；⑥血液污染的绷带要及时更换，压脉带要定期清洗消毒；⑦血液污染的敷料及时更换并置于医疗物品处理盒。

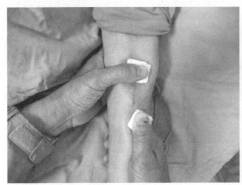

透析结束指压止血

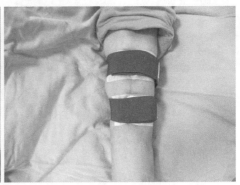

透析结束压脉带压迫止血

8. 透析结束回家途中发生内瘘穿刺处出血怎么办?

透析患者回家途中发生内瘘穿刺处出血应尽快确定是动脉穿刺点还是静脉

穿刺点出血，如果是动脉点出血，迅速用多指一起按压或手掌在吻合口上方压迫止血，阻断血流，然后尽快更换纱布继续指压，压迫面积可稍大，避免血液渗入皮下出现血肿。如果是静脉点出血，可立刻更换纱布后在穿刺点及以上 3 cm 的位置压迫止血，压迫面积可以稍大，避免可能皮下再出血造成皮下血肿。

防止回家途中内瘘出血小窍门：①穿刺肢体不能用力，如不拉公交车、地铁拉环；不拿重物；穿刺肢体感觉有热乎乎的感觉，可能已经出血，引起警惕；②衣服袖子要宽松，防止穿脱衣服导致穿刺处摩擦出血；③适当抬高穿刺侧肢体；④确认穿刺处已止血成功才可回家。

9. 动静脉内瘘常见并发症有哪些？怎样观察和自我护理？

动静脉内瘘是患者血液透析的重要通路，长期应用必定会出现各种并发症，作为患者应了解和知晓，减少和防止并发症的发生。

（1）血栓形成，通俗的叫"堵管"：是血液透析患者最常见的并发症。表现为透析时血流量不足，不能达到预期要求；内瘘血管处搏动、震颤及杂音减弱；部分患者主诉吻合口周围疼痛；血管完全栓塞时，搏动、震颤及杂音完全消失，此时触及吻合口处血管可变硬，弹性消失。

防止血栓形成的观察和自我护理：①包扎伤口的敷料不宜过紧，压力不宜过大，能扪及内瘘震颤或听到血管杂音为宜，长时间或大强度压迫止血容易造成血流阻断；②衣袖宜宽松，术侧避免受力。严禁在术侧肢体测量血压、输液、抽血及注射等操作；③避免各种血管收缩因素的刺激，如寒冷、大量出汗、低血压、疼痛、压迫等，特别是糖尿病患者在季节更换时应注意保暖；④避免过早使用内瘘，动静脉内瘘的成熟在术后 6～8 周，老年人、糖尿病患者及血管条件差者适当延长时间；⑤透析间期体重增加不超过干体重的 3％～5％，超滤过多容易导致低血压，引起血栓形成；⑥透析结束时，压迫止血时间不宜太长，避免血管受压时间太长引起局部血栓形成（建议根据患者个体差异摸索止血时间），压迫力度以不出血且能扪及震颤为宜；⑦伴有糖尿病、高血压、高血脂、低血压、心脏病、感染、损伤、血黏度过高等诸多因素均可直接造成动静脉内瘘血栓形成，故需特别注意加强观察和护理。

（2）感染：这里所指的感染是内瘘或内瘘血管部位皮肤红、肿、热、痛，渗液、瘙痒，全身表现可见发热、寒战，严重者可引起败血症，部分可造成局部疤痕形成。

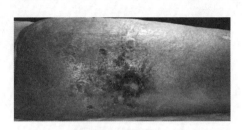

动静脉内瘘感染

防止感染的观察和自我护理：①首先必须注意个人卫生，勤洗手，不用不洁之手搔抓内瘘周围，防止皮肤感染；②保持术侧肢体清洁，避免潮湿，不要随意去除包扎敷料；③透析前要求患者用肥皂水清洗穿刺部位皮肤，保持手臂清洁、干燥。沐浴最好在下次透析前进行，并在穿刺部位贴防水创可贴保护。平时要保持内衣的干净；④透析结束后当日穿刺处避免接触水，发现穿刺点有轻度发红和局部硬结时应及时联系医护人员，防止感染发生；⑤皮肤过敏患者及时告知医护人员，防止消毒液的刺激发生皮肤破损、溃烂引起皮肤感染。

（3）动脉瘤：动静脉内瘘静脉化的血管过度扩张或呈瘤状。

动脉瘤的形成与下列因素有关：①内瘘手术后没有经过系统锻炼，过早使用，静脉壁太薄；②压迫不规范，阻断血流时间过长；③反复在同一部位定点穿刺，局部皮肤变薄，血管瘤变大；④血管条件比较差如糖尿病患者、血管硬化等容易产生动脉瘤。

防止动脉瘤形成的自我观察和护理：①内瘘手术后 10～14 天在医护人员指导下进行循序渐进的锻炼，使血管充分扩张，同时使静脉血管弹性增强，防止血管瘤的产生；②动静脉内瘘的成熟期为术后 8 周以上，老年人、糖尿病患者及血管条件差者适当延长时间，等静脉充分动脉化后方可使用；③注意穿刺成功率和穿刺点选择，防止血肿、出血；④透析结束穿刺点压迫可选择指压，可减少动脉瘤的发生，应用压脉带压迫止血时应注意压脉带的松紧度及压迫时间；⑤对已经扩张的有明显突起的血管平时可用弹性绷带或者护腕轻轻压迫、保护，避免继

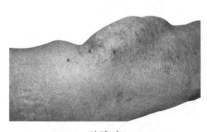

动脉瘤

续穿刺；当血管瘤增大、自发出血、穿刺位置受限或有破裂的危险时可手术处理。

（4）血肿：见本章 11 动静脉内瘘发生血肿如何自我护理？

10. 动静脉内瘘患者应该保持的良好生活习惯有哪些？

上面已经介绍了一些关于动静脉内瘘的护理知识，作为肾友要学会一些平日的自我护理方法和保持良好的生活习惯：①看：造瘘侧瘘口处的皮肤有无肿胀、瘀斑、破溃、皮疹、皮肤是否保持清洁；②听：肾友也可以自备听诊器，每天可以放在瘘口处可听到清楚的动脉血流冲击音，或者将手臂放在耳旁会听到"呼呼"样的声音，也可以叫做血管杂音；③摸：用手指触摸造瘘口处可感觉有力的动脉搏动和震颤，感觉"猫颤"，说明内瘘通畅。如果以上都有，再加上血管充盈明显，有比较好的弹性说明你的内瘘体检合格，是健康的。

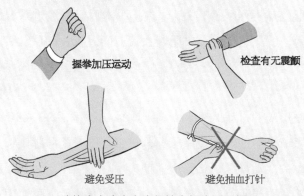

握拳加压运动　　检查有无震颤

避免受压　　避免抽血打针

动静脉内瘘患者应保持良好生活习惯

11. 动静脉内瘘发生血肿如何自我护理？

动静脉内瘘由于穿刺、按压、外部撞击或其他原因造成内瘘血管周围皮下出血或渗血，表现局部疼痛、淤青、隆起，医学上通常叫做皮下血肿。

血肿早期会有肿胀感、疼痛，局部明显隆起。出现血肿患者请不用太紧张，血肿通过正确护理会逐渐吸收慢慢消失的。动静脉内瘘出现血肿常见原因：①内瘘未完全成熟，提前使用；②肝素化后拔针止血按压不当、按压时间短；③穿刺失败、局部定点反复穿刺等。

血肿容易导致假性动脉瘤、血栓形成，甚至内瘘闭塞。血肿预防及处理：①按压手指与血管走向保持一致，穿刺针未完全拔出之前不要重压血管穿刺处，拔针后按压2～3分钟后，再用弹性绷带固定，压力要适当，以能触及血管震颤或听诊血管有杂音而不出血为宜；②压迫10～20分钟（根据按压经验进行按压时间摸索）后检查动静脉穿刺部位无出血或渗血后，再逐渐放松弹力绷带，继续观察局部有无渗血；③对于凝血功能较差、血色素低、糖尿病、血管硬化、老年患者可以适当延长按压时间；④出现血肿后立即压迫穿刺点，避免血肿向四周扩散，先采用冷敷法，24小时后热敷；⑤时间较长的血肿部位可纱布浸湿50% $MgSO_4$（硫酸镁）加热后敷于患处，一次10～20分钟，同时注意观察内瘘血管搏动、震颤情况，预防内瘘堵塞，同时防止感染；⑥24小时后可在血肿周围涂抹喜辽妥软膏配合轻轻按摩，也可改为热敷，温度50～60℃为宜，促进瘀血消散；⑦按摩和热敷时注意观察局部皮肤变化，防止局部皮肤损伤溃破、烫伤；⑧及时处理血肿，可进一步促进血肿吸收，减轻疼痛，软化血管，避免硬结产生。

12. 什么是动静脉内瘘血栓形成？如何自我护理？

血栓形成是内瘘最常见的并发症，会导致内瘘闭塞，失去功能。内瘘中有血栓，就像心脏有血栓会心梗，脑血管有血栓会脑梗一样，影响血液正常运行，造成透析时血液流量下降，影响透析充分性。

血栓形成的预防和自我护理：①内瘘侧肢体不可负重，睡觉时不要压迫术肢，避免碰撞，防止受伤；②衣袖要宽松，术肢避免佩戴饰物；③内瘘侧肢体不能测血压、静脉注射、输液以及抽血；④每日自我监测血压，控制水分过多摄入，避免低血压的发生；⑤自我监测内瘘吻合口有无震颤以及听诊血管杂音；⑥穿刺、止血过程要配合医护人员并做到自我监测；⑦保持内瘘术肢的清洁，每天清洗局部，预防感染等。

13. 日常生活中，怎样防止内瘘感染？

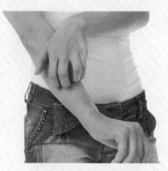

内瘘侧手臂减少搔挠

①尽量保持内瘘手臂的干燥卫生，养成良好的卫生习惯，游泳或淋浴最好在下次透析前一日再进行，或在穿刺部位贴防水胶布；②冬天皮肤容易干燥可以用中性油脂软膏保护动静脉瘘表面皮肤，以免发生皲裂；③不要用高于40℃的水温及用碱性强的肥皂洗手；④内衣以棉麻为好，防止出现反应，避免贴身穿羽绒、尼龙及毛织品衣服；⑤如果对消毒剂如酒精、碘伏等存在过敏或本身皮肤瘙痒时不要随意用手搔抓皮肤及抠结痂以免造成出血、感染；⑥平时注意手卫生，剪短指甲。如果有感染，应及时告知医护人员，积极配合医护人员使用抗生素和其他有效治疗以尽快恢复。

14. 什么是钝针穿刺？对患者有什么优势？

常规的动静脉内瘘穿刺包括绳梯样穿刺和定点（区域）穿刺。绳梯样穿刺在我国应用比较广，它的优点是使整条动脉化的静脉血管平均受用，血管粗细均匀；定点（区域）穿刺容易在局部产生疤痕、硬结，血管壁受损，引起血栓形成。钝针穿刺也叫扣眼穿刺，是近年血液透析护理对动静脉内瘘穿刺技术的改进和提高，它需要有经验的护士建立扣眼隧道，然后进行钝针穿刺，减少了疼痛、渗血，减低了并发症，延长了动静脉内瘘使用寿命。

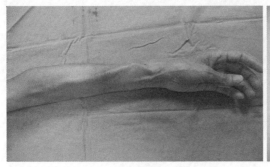
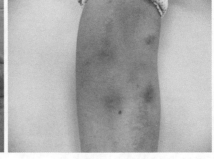

绳梯样穿刺　　　　　　　　　　　　钝针穿刺，也叫扣眼穿刺

（三）其他血管通路与自我护理

1. 什么是临时血管通路?

　　建立临时血管通路是由于慢性肾脏病患者病情突变，出现高血钾、心力衰竭、严重酸中毒，或者急性肾损伤、多脏器功能损伤、急性药物毒物中毒等需要紧急血液净化治疗建立的临时血管通路。临时血管通路包括临时性的中心静脉留置导管，常见的有股静脉、颈内静脉、锁骨下静脉置管。

2. 临时血管通路有什么风险?

　　根据循证医学的建议，直接动脉穿刺由于对血管损伤较大，且存在一定的风险目前不建议推广。CKD Ⅲ～Ⅳ时应积极鼓励患者建立动静脉内瘘，这样可减少临时性血管通路的感染和并发症的风险。

　　临时血管通路的风险主要有：①留置导管大多露于皮肤外除了造成不美观、影响肢体活动、影响生活，而且在生活中容易出现导管滑脱现象，造成出血风险；②洗澡或出汗、消毒不严等容易造成插管皮肤处的感染，严重的造成败血症；③留置时间过长或者体位问题会造成导管的血栓形成，抽吸不畅，血流量达不到治疗要求；④留置导管时间过长，造成同侧肢体狭窄，影响以后的动静脉内瘘的建立。对于慢性肾脏病患者，CKD已经到达Ⅲ期的患者，应该遵循肾科医生的医嘱，早期建立动静脉内瘘。

3. 颈内静脉、锁骨下静脉、股静脉这三种临时性血管通路的位置分别在哪里？各有什么优缺点？

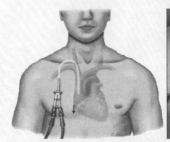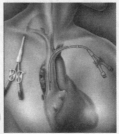

上腔静脉留置导管

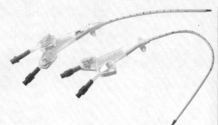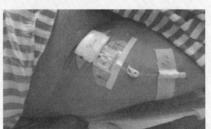

留置导管   股静脉留置导管

（1）颈静脉置管大多位于右侧颈部，与胸锁乳突肌的胸骨头和锁骨头及锁骨构成部位。优点：操作较锁骨下静脉置管容易，狭窄发生率低，可留置3～4周，血流量较好。缺点：头颈部运动可受限，往往影响患者美观。

（2）锁骨下静脉置管位于锁骨中、内1/3，锁骨下方1 cm处。优点：不影响患者颈部运动及美观，可留置3～4周，血流量较好。缺点：置管技术要求较高，易发生血气胸并发症。

（3）股静脉留置导管在腹股沟股动脉内侧0.5～1.0 cm处。优点：操作容易，方法简便，尤其是心力衰竭呼吸困难不能平卧患者首选股静脉。缺点：由于解剖位置的原因较颈内静脉容易感染，血流量较差，血栓发生率较高，同时股静脉置管会给患者行动带来不便。

4. 什么是永久性留置导管?

随着我国血液透析技术的迅速发展，而一些需长期透析的患者因曾实施多次动静脉内瘘术或人造血管搭桥术，无法再用动静脉内瘘作为血管通路，因此，具有涤纶套的双腔留置导管就应运而生，临床上也称永久性（或半永久性）留置导管。

目前该方法也在全球广泛地使用，它和临时置管的部位、方式都大致相同。不同处是长期留置管外周带有一圈涤纶套，一方面可以使导管与皮肤固定牢固；另一方面使导管入口到深部静脉形成封闭式的屏障，降低和减少了留置导管最大的感染风险。因此该导管的设计可以有效防止细菌感染，便于长期的使用。优点：①手术相对简单，一般术后即可使用，不需成熟期；②不影响血流动力学，为心脏功能较差、年龄较大的患者施行血液透析带来福音；③带涤纶套深静脉留置导管留置时间长，涤纶套与皮下组织粘合，降低了感染风险；④涤纶套与皮下组织粘合，使导管固定合理，减少了因牵拉等外界因素造成的导管移位和滑脱。

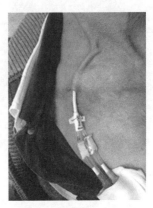

永久性留置导管

5. 留置导管患者日常生活中怎样做好自我护理?

由于留置导管使用中可能有出血、感染、堵塞等风险，每位患者应做好自我护理，保护好自己的"生命线"。

（1）养成良好的个人卫生习惯，保持置管处敷料及皮肤清洁、干燥，避免导管皮肤出口和外展导管动静脉端口污染。如需要淋浴，将留置导管和皮肤出口处用防水敷料密封，颈内静脉置管的患者特别在洗脸洗头时避免将水流至导管皮肤出口处。股静脉置管要保持局部清洁，防止大小便污染置管处敷料。

（2）随时观察留置导管皮肤出口有无渗液、渗血，无菌敷料是否保持清洁干燥，是否固定完好、无脱落，如发生无菌敷料脱落或潮湿应及时更换。

（3）血液透析导管应专管专用，不宜另作他用，如静脉输液、输血、静脉采血。

（4）避免用力增加腹压，防止血液返流入导管而造成管内凝血堵塞。

（5）穿脱衣服时动作轻柔，避免不慎将导管拔出，一旦导管脱出应立即局部按压止血，及时联系医护人员。

（6）颈静脉和锁骨下静脉留置导管者避免穿套头式衣服，便于操作及避免穿脱衣服时导管不慎拔出。

（7）股静脉留置导管患者不宜过多活动，不宜剧烈运动，股静脉留置导管侧不宜90°弯曲，防止导管折叠和扭曲。

（8）每天观察皮肤外展导管的长度并做好记号，如发现导管有脱出现象，不可自行送回，应立即原位固定、及时就诊。

6. 什么是人造血管内瘘? 如何自我护理?

随着血液透析患者生存时间的延长，面临的一个主要问题就是患者的血管通路的资源问题。由于长期的应用以及患者自身血管条件的限制，可选择移植血管来建立血管通路，移植血管分二种：人造血管和生物异体血管移植，这里介绍的是人造血管。人造血管具有生物相容性好、长期通畅率高、血流量大、内径和长度可任选、能反复穿刺及使用时间长等优点，但是价格比较贵、手术难度较普通内瘘高。

人造血管内瘘目前用得最多的就是聚四氟乙烯（PTFE）材质，方法是通过手术，一般在非惯用侧上肢前臂，将其植入并连接动静脉两端作成内瘘，在皮下呈"J"形或"U"形（图片）。PTEE柔软、多孔、易于穿刺及处理，抗感染性能优于涤纶，所以为目前应用最广泛的移植物假体。

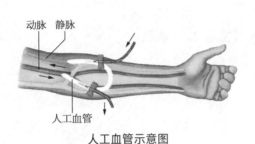

动脉　静脉

人工血管

人工血管示意图　　　　　　　　　　"U"形人造血管内瘘

人造血管内瘘如何自我护理？

（1）手术后局部可能出现肿胀，大多为血清肿（血浆通过多孔的PTEE移植物渗出），抬高患肢或在医护人员指导下进行热敷或50％酒精湿敷可促进血清肿的消退。

（2）养成良好的个人卫生习惯防止感染，一旦感染就得将移植血管全部切除。要注意保持手臂清洁，经常洗手，早期敷料要及时更换，血液透析后当日应避免接触水，用无菌敷料覆盖6～8小时。

（3）学会判断检查人造血管功能状态是否通畅，即用非手术侧手触摸术侧静脉处，若扪及震颤或听到血管杂音，则提示通畅。如无震颤、不搏动及血管杂音减轻或消失，或出现辐射性搏动，应立即联系医生，作出明确诊断和措施。

（4）需要积极配合医护人员对穿刺点根据需要进行评估选择，使人造血管得到充分休养和利用，延长使用寿命。

（5）压迫止血以指压为主，不能使用绷带，力度以不出血、仍能保持血液流动为合适，还要注意不要在拔针过程中加压，应在拔针后加压，以免穿刺针斜面切割血管或针尖划伤皮肤。压迫止血不能使用压脉带，否则容易阻断血流造成血栓形成。

（6）平时的护理也很重要，内瘘侧肢不能测血压、抽血和输液，不能佩戴过紧首饰，睡觉时勿受压，避免硬物或外力碰撞，注意保持良好姿势，注意清洁卫生，检查人造内瘘的搏动，有异常及时就医。

四、维持性血液透析常见知识

1. 什么是抗凝剂？为什么血液透析需应用抗凝剂？

血液透析过程需建立体外循环，血液引出体外后，血液与循环管路、透析器材表面接触，易发生凝集，阻塞循环管路和透析器；加之患者各种原因引起的高凝状态，也会引起血液透析管路和透析器部分或完全阻塞，这样降低了透析效能，甚至使血液透析无法继续。所以根据患者的凝血功能选择合适的抗凝方法和抗凝剂，既保证抗凝充分，又避免出血或原有出血加重。

抗凝是保证血液透析顺利进行的重要环节，抗凝剂不足，抗凝过度都会导致透析不能按处方顺利进行，造成凝血、残血和出血。怎样合理应用抗凝剂也是患者最关心的问题。血透室的医务人员会根据患者的体重、血色素、凝血时间、出血状况进行充分评估后合理选择抗凝剂和剂量。

2. 常用抗凝剂有哪几种？

血液透析过程常用抗凝剂有肝素、低分子肝素、小剂量肝素、枸橼酸钠等。

（1）肝素：临床最常用、比较安全的抗凝剂，在体内外都有抗凝血作用，适合大多数的透析患者。肝素的半衰期是 0.5～2 小时，所以血液透析 4 小时，需要首剂肝素、追加肝素，在透析结束前 30～60 分钟停用肝素。

（2）低分子肝素：由肝素降解而来，与肝素相比，其抗凝效果好、不良反应少、抗凝时间长，常规剂量可持续抗凝 4 小时，低分子肝素是一种安全、有效、更适宜长期透析的抗凝剂。

（3）小剂量肝素：适用于轻、中度出血倾向时，根据患者的出凝血时间、出血状况、血小板状况，评估选择应用常规肝素的三分之一或更低剂量。小剂量肝素应用时可能会出现透析器的残血和凝血。

（4）枸橼酸钠：枸橼酸钠作为一种局部抗凝剂，克服了肝素全身抗凝所致的出血并发症，由于局部枸橼酸钠仅有抗凝作用，故可应用于活动性出血或高危出血患者。

3. 应用抗凝剂后应该注意什么？怎样做好自我护理？

患者透析中应用抗凝剂后要注意下列情况并做好自我护理。

（1）避免碰撞、摔倒等外伤。透析后回家路途中注意防止公交车的扶栏等的碰撞、急刹车引起的冲击等。不慎引起外伤，可局部按压止血；出现皮下血肿，可用冰袋外敷。如出血量大，进行上述处理后，即刻到医院就诊，并及时出示血液透析病历。

（2）创伤性的检查和治疗如肌肉注射、拔牙、手术等，应在透析后 4～6 小时后进行。如有紧急状况必须向所在医院进行说明，告知自己是一个血液透析患者，什么时候使用了多少抗凝剂！每次透析前要及时反馈有否出血情况，如牙龈出血、鼻腔出血、便血等，包括女患者月经状况。

（3）透析结束患者应避免进食过烫、过硬食物，保持大便通畅，不用力解大便，以防止引起出血。

（4）自我观察记录内瘘穿刺处止血时间，观察有否出血渗血现象、皮肤有无瘀斑，如发现上述现象应及时告知医护进行处理。

（5）应用抗凝剂后应定期（1～3 个月）进行血常规、血小板及凝血功能的检查。

（6）如透析后出现头晕、出汗、心跳加快等低血压表现时，应及时下蹲或平卧，防止突然摔倒撞击引起脑部出血损伤。

4. 什么是干体重？干体重有什么意义？

干体重是透析患者治疗中的一个目标体重，简单地说就是患者体内既没有缺水，也没有多余水分，不存在不舒服如低血压、高血压、出汗、心慌、水肿等情况的体重。

要知道干体重不是固定不变的，它可以随着病情的变化而变动。如患者出现感染发热，食欲减退，出现干体重下降；感染控制后，食欲改善，精神状态好了，干体重可能会增加。如果透析后，脱水没有达到理想目标，患者会出现血压升高、气急、胸闷等症状；如果透析后，脱水过多，患者会出现抽筋、出汗、心慌、低血压等症状。干体重应由透析中心的医务人员根据患者的透析脱水、血压、摄入、尿量、是否浮肿等综合因素评估制定。理想的干体重对维持透析患者的内环境稳定、维持血压稳定、维持心血管功能是很重要的。

5. 血液透析患者为什么要控制水分的摄入？长期水分控制不严会产生什么后果？

透析患者主要依靠透析中超滤来清除体内多余的水分，但它毕竟与健康肾脏不同，可以根据摄入量和尿量来调节排泄水分和毒素，调节水平衡。对于一个血液透析患者来说，每周 168 小时中只有 12 小时能够完成肾脏的工作和任务。所以透析患者应该严格控制水分的摄入，保持稳定、适度的体重增长。透析间期体重增长应控制在干体重的 3%～5%。

如果水分摄入过多，体重增长过快，透析过程容易出现低血压、抽筋等不良反应。长期水分增长过多患者出现水肿、高血压、胸闷、气急、心脏负担加重症状，严重时出现心力衰竭。同时长期水分控制不严还会增加心脑血管意外事件发生的风险。

6. 为什么不少患者透析后会出现尿量减少？有办法预防吗？

透析后尿量减少，主要与残余肾功能有关。在透析开始时，肾脏还有一定的功能，我们把它叫做残余肾功能。残余肾功能会随着透析时间的延长而下降，最明显的改变是尿量减少直至无尿，其他病情也会有一定的改变。另外，血液透析中脱水过多造成血容量减少，也会导致少尿。

预防尿量过快减少的主要措施是要注意保护残余肾功能，延缓肾功能的恶化：

（1）透析中合理超滤，避免过多脱水。

（2）预防感染，特别是老年患者。

（3）控制好血压，有糖尿病史者应控制血糖，高血脂要尽早治疗。

（4）规范用药，出现感染、感冒等请肾科医生评估后用药，避免使用对肾脏损害的药物。

（5）多与医生沟通，随时调整透析方案（如透析时间、透析间隔、透析方法、透析脱水等）。

7. 血液透析患者每周透析几次合适？

进入规律性透析后选择每周透析几次是人们比较关注的问题。①对于刚刚开始透析的患者，根据患者体表面积如身材矮小、具有残余肾功能，可每周透析 2~3 次；②如残余肾功能减退，尿量减少，应过渡到每周 3 次；③根据国际肾脏病学会要求以及资料显示，终末期肾功能衰竭患者的合并症发生率以及生存率均与透析充分性有关。

为保证较好的生活质量，提高血液透析的充分性，我国维持性血液透析患者透析处方应达到 12 小时/周。

8. 糖尿病合并终末期肾病，为什么要提前透析干预？

糖尿病肾病患者的肾脏恶化较其他慢性肾脏病患者恶化速度快，加之糖尿病患者的视网膜病变、心脑血管病变，一旦肌酐清除率小于每分钟 15 mL，将会出现高血压难以控制、眼底出血以及严重心脑血管并发症，很易继发重度营养不良、贫血、顽固性高血压、浮肿及严重神经系统病变，透析过晚将影响患者生存率及生活质量。因此糖尿病合并终末期肾病，应尽早透析干预。

---

9. **哪些方法可以清除透析患者的中大分子物质？中大分子物质包括哪些？对于人体的危害有哪些？**

清除尿毒症中大分子物质的治疗方法以高通量透析、血液滤过、血液透析滤过、血液灌流吸附为主。

①高通量透析的透析器膜孔径较大，对中大分子清除率比较高；②血液滤过是模拟肾小球的滤过功能，在治疗时补充大量的置换液，通过置换液的滤过同时清除中大分子物质；③血液透析滤过是既有透析，又有滤过，将透析与滤过结合既清除小分子物质又清除大分子物质；④血液灌流吸附是通过活性炭或者树脂对血液中的中大分子进行吸附，临床应用较多的是与血液透析联合应用。

中大分子物质主要包括 β_2-微球蛋白、PTH（甲状旁腺素）、瘦素等。这些物质的蓄积对人体的危害导致一系列远期的并发症，如腕管综合征、甲状旁腺亢进、钙磷代谢紊乱、营养不良等，影响透析患者的生活质量与预后。

---

10. **血液透析患者怎样注意消毒隔离？得了肝炎怎么办？**

做好消毒隔离是预防医院感染的重要措施，对于血液透析患者，如何注意消毒隔离也是血液透析患者需要掌握的常规知识。应积极学习掌握血透室的卫生宣教知识，了解预防疾病交叉感染的重要性。

（1）首先患者应了解为什么血液透析可能带来血源性传播疾病，哪些疾病属于血源性传染病，透析患者应如何进行防范。

（2）了解、遵守血液透析室有关传染病控制的相关规定如消毒隔离、定期监测等，签署透析治疗知情同意书，透析器复用患者应签署透析器复用知情同意书。

（3）新入患者或由其他中心转入的患者必须在治疗前进行乙肝（HBV）、丙肝（HCV）、艾滋病（HIV）和梅毒螺旋体等检查。

（4）长期透析的患者应配合每 6 个月检查乙肝、丙肝、艾滋病和梅毒螺旋体等感染标志物。

（5）对感染者应遵从医护人员安排分区或分机器进行治疗。

（6）严格遵守血透室的消毒隔离制度，减少交叉感染的机会，注意个人卫生和洗手方法；进入血液透析室前按要求洗手、更换衣服、拖鞋，患者家属不得进入透析室；血液透析室内不宜用餐。

（7）听从医嘱，按时进行规律、有效血液透析，提高透析充分性。

（8）合理的饮食与营养；合理的运动，加强体质锻炼；保持良好心态，提高机体免疫力。

对于感染了肝炎的患者，除了应遵循上述的各项内容外，还应做好自身的消毒隔离，如勤洗手，牙刷、牙杯、餐具、毛巾等都应进行分隔；透析时应根据医护人员安排在特殊区域或传染病医院进行治疗；定期进行肝功能监测，必要时定期在肝炎门诊诊治；注意休息，合理营养等。

11. 血液透析患者怎样提高生活质量？

生活质量（quality of life，QOL）又被称为生存质量或生命质量。生活质量有别于生活水平的概念，生活质量回答的是生活得"好不好"，是当今医学研究领域的一个指标，主要是指个体生理、心理、社会功能三方面的状态评估，即健康质量。与存活和其他类型的临床结果一样，患者的生活质量也是他们所接受的医疗保健服务有效性的一个重要指标。

广义地说维持性血液透析患者的生活质量包涵了生理功能、生理职能、躯体疼痛、总体健康、活力、社会功能、情感职能、精神健康八个方面。

对于透析患者怎样提高生活质量应做到下列几点：①首先应在医护的指导下正确治疗，保证充分透析，避免或减少并发症的发生；②其次做好自我管理，如营养管理、运动管理、生活习惯管理、并发症的理解和自我管理等；③保持良好心态，消除悲观的情绪，积极乐观对待疾病；④患者社会生活完全自理，可以如同正常人一样从事工作，并具有一定的运动体力；⑤及时与医护人员及家属沟通交流，经常参加一些社会和社交活动，了解社会，融入社会，回归家庭，提高生活质量。

12. 血液透析患者应该选择什么运动？患者怎样选择合适自己的运动？

对维持性血液透析患者，是选择整天卧病在床上，认为自己是一个病人，一切由他人来照顾，还是选择适当的力所能及的劳动或适当的户外运动？我想告诉大家，我们应该选择的是后者！

那么适当运动有什么好处？怎样选择合适运动？

适当运动就是根据自己的体力，根据自己的病情（血压、心脏、血色素等），根据自己的年龄，根据透析状况、整体状况选择合适的运动。但是，必须注意：当天透析者如出现低血压、高血压、电解质紊乱、胸闷、心慌等并发症，不适宜运动。

合适的运动可以减少骨钙流失，防止肌肉萎缩，使骨骼肌肉强健，增强灵活性。常见的如伸展运动、做操、散步、打太极拳等。如自身状况好的患者还可以根据自己的爱好，做些有氧运动，如游泳、骑自行车、打乒乓等。有氧运动可以改善睡眠，缓解紧张情绪，减轻焦虑和抑郁情绪，提高机体免疫系统的功能，提高抗病能力。适当运动还可以调整脂质代谢，降低血压和降低血糖。

在制定康复运动措施前，可以听从医生建议，根据自己的喜好从低强度运动开始，逐渐增加运动强度和运动量。

大多透析患者伴有心血管系统并发症，进行运动训练的患者应着重对心功能进行评估，以此作为主要依据来判断患者是否可以进行运动及适合运动的项目。

13. 透析患者运动前后有哪些注意事项？

①运动前注意血糖监测，如有不适、出汗、心慌、心跳加快应立即停止运

动，立刻测血糖，运动时可携带巧克力等；②运动前先简单热身5～10分钟，如原地跳跃、甩腿、甩手，饭后1小时以后才能运动；③运动应循序渐进，逐渐延长时间，一般不超过30分钟；④运动结束前应减小运动幅度；⑤如有出汗，应及时更衣防止感冒；⑥运动时保持良好心态。

14. 血液透析患者的运动极限是什么？

运动疗法对于慢性病患者来说有很重要的作用，但就算是正常人，运动也是有极限的，一旦超过极限，必定是有害无益。血液透析患者运动应该遵循"适当运动，因人而异"的原则，运动时应注意：在饭后1小时进行，不宜空腹运动；穿着宽松舒适；运动前后注意血压、心率变化；透析后2～4小时以内不宜以有氧运动为主；缓慢开始，循序渐进，逐步适应，慎防过度。

如有以下情况，不适宜运动：①胸闷、气急，平静状态心率加快，未控制的高血压；②血压不稳定，易发生体位性低血压者；③严重的肾性骨病，易发生骨折；④伴有出血、贫血患者不适宜剧烈运动；⑤有血栓性静脉炎者。

15. 什么是维持性血液透析患者的"康复"？

对终末期肾功能减退患者来讲血液透析是一种终身的替代治疗，在没有肾脏移植前，他不可能脱离透析。在透析这个漫长或终身的治疗中怎样摆脱困境，消除心理负担，掌握透析自我护理的基本知识和方法，使得自己尽快进入透析的"康复"。当然，透析患者的"康复"与人们的通常疾病病愈以后的康复有不同的理解和含义。

对一个透析患者而言，治疗的目的已不再是生命的延续，而是需要活得更有意义，并且拥有更好的生活品质。有学者提出对于一个维持性透析患者的生活质量评定用"康复"一词加以概括，这是透析领域的一大进步和发展，也是恒定医疗质量和护理质量的一个重要标志。

透析患者康复应该包括身体"康复"、心理和社会"康复"、职业"康复"和及时有效的医疗保证，得到一个满意的生存质量；医护人员积极、热情地支持和鼓励；家庭和社会也要理解和支持，才能使患者达到各方面的康复。

（1）身体康复：自我感觉良好，少有或没有尿毒症的症状，体力感觉良好，生活完全自理，无需他人照顾，能够参加力所能及的运动和工作。

（2）心理、社会"康复"：包括对生活充满了信心，心理状态好，不存在疾病压力，认为自己不是残疾人；并能消除悲观的情绪。经常参加一些社会和社交活动，了解社会，融入社会，透析之余参加社区的旅游、健身、卫生宣传等社会工作，陶冶了情操，扩展了眼界，使身心得到了"康复"。

（3）职业"康复"：具有参加工作的体力，能感受工作的乐趣，为自己的劳动创造价值而高兴，透析患者重新走上工作岗位，具有正常人相同的工作权利，职业"康复"不但能改善患者的情绪和心理状态，更能调节情操，有利于疾病的治疗。

16. 什么是免疫力？血液透析患者怎样提高机体免疫力？

首先认识一下什么是免疫力。免疫力是人体自身的防御机制，是人体识别和消灭外来侵入的任何异物（病毒、细菌等）的能力。现代免疫学认为，免疫是人体识别和排除"异己"的生理反应。

血液透析患者每周要进行三次的血液透析，每次透析需要使用各种仪器；同时因为已经到了终末期肾脏病，贫血、出血、高血压、浮肿、电解质紊乱、水钠潴留、营养不良等一系列症状和体征使得患者体内识别能力下降，容易感染细菌性、病毒性，真菌等疾病，临床称为免疫力低下。

免疫力低下时免疫系统不能正常发挥保护作用，最直接的表现就是容易生病。反反复复生病加重了机体的消耗，出现体质虚弱、营养不良、精神萎靡、疲乏无力、食欲降低、睡眠障碍等表现。其他表现如感冒反复发作、肺部感染反复发作、支气管炎反复发作、感染病毒性肝炎等。

所以血液透析患者必须通过一定手段来使自身免疫力增强。要保持乐观心态，积极配合治疗，提高治疗依从性，提高透析充分性，养成良好的生活习惯和卫生习惯，全面均衡饮食；充分的休息与睡眠；恰当的运动，都有助于提高机体免疫力。

17. 什么是血液透析充分性？

血液透析充分性是提高患者生活质量，减少并发症，改善患者预后的重要保证。评估血液透析充分性可改进透析治疗方法，保证透析质量。

血液透析充分性包括了实验室评价指标和患者临床自我感觉二部分。实验室评价指标是指尿素清除指数（Kt/V），即透析后尿素氮至少下降至透析前的 $30\%\sim40\%$；中分子物质 β_2-微球蛋白水平维持在理想范围之内；电解质正常范围。患者自我感觉包括了透析后疲劳感逐渐消退，贫血纠正，食欲良好，水分清除适中，慢性并发症减少或消失，患者感到比较舒服，机体内环境平衡。

透析不充分患者会出现不舒服症状，如疲劳感、食欲不振、恶心呕吐、贫血不能改善、透析后嘴巴里感觉仍旧有氨味等，时间长了影响患者生存率和生活质量。

18. 患者怎样自我评估透析充分性？

透析充分性的评估指标包括透析毒素清除和水分的清除，毒素清除并不完全代表肌酐、尿素氮，还包括中分子物质，如 β_2-微球蛋白水平。

患者自我评估透析充分性可观察下列表现。

（1）无尿毒症临床症状，无恶心、呕吐、乏力、食欲差、皮肤瘙痒、失眠、水肿等；自我感觉良好。

（2）食欲、营养状况良好，血清白蛋白达到 35 g/L。

（3）体重增长不超过 5%，每次透析后能够达到理想的干体重。

（4）不用或少用降压药可严格控制血压。

（5）无贫血、无代谢性酸中毒和钙磷代谢失衡；无肾性骨病症状。

（6）各种相关并发症减少或消失。

19. 透析过程感觉肚子饿，能进食吗？

由于透析过程 4～5 小时，特别透析 2～3 小时后由于毒素、水分的清除，患者往往感觉嘴馋、口渴、肚子饿，想吃东西，这是无可非议的。但我们应该注意以下几点：①如果出现头晕、眼花、出冷汗时应鉴别一下是低血压还是低血糖，如果是低血糖，可以立即吃一些糖或巧克力，症状会快速减轻；如果是低血压，那就不能进食，因为食物在胃肠道消化时肠道血流量会上升 8 倍，加重血压下降，所以就不能进食；②有低血压史的患者，透析过程也不适宜进食，以免诱发并加重低血压。

20. 透析过程怎么吃？怎样吃比较安全？

（1）老年患者、透析过程中低血压患者，平时要严格控制水分，透析过程可吃点饼干、面包、蛋糕等，补充能量和蛋白质。

（2）在正餐时间，对于情况稳定的患者如果没有低血压、平时正常工作、神志清楚、无糖尿病肾病，可以正常进食。

（3）对于年龄特别大、自理能力比较差、吞咽困难、透析过程经常出现低血压的患者，透析过程不建议进食。

（4）对于透析患者的餐食建议软食为主，不吃带有鱼刺的鱼类、肉骨、虾、蟹等食物，不吃过烫食物，防止肝素化的透析过程出现损伤引起口腔血肿。

对于透析患者透析过程怎样合理用餐，全国各地透析中心均有不同的管理方法，原则是透析患者不低血压、不低血糖、不损伤口腔、不出现吞咽窒息。

21. 透析患者怎样防止便秘？如何自我护理？

透析患者因活动量减少、胃肠蠕动缓慢、限制饮水、纤维素摄入少、药物等原因常导致便秘。

透析患者防止便秘应注意下列几点：①应营养均衡，进餐规律，缓慢咀嚼；②每餐给予高纤维食物，如胡萝卜、玉米、豌豆、麦片、带皮的梨和苹果等；③每天要规律运动，如步行、打扫卫生等；④避免食物过于精细，养成定时排便的习惯；⑤必要时药物干预。

22. 透析患者出现睡眠障碍怎么办？如何自我护理？

睡眠障碍是尿毒症患者的特征性表现，据报道约有 50% 的患者出现睡眠障碍。睡眠障碍包括入睡困难或昏睡、早醒、频醒；有些患者则出现白天嗜睡，晚间无法入睡等，严重影响患者的生活质量，影响患者情绪、工作等。

严重睡眠障碍会出现恶性的循环，如晚间不能入睡，会出现烦躁不安、幻想、厌世等一系列表现，所以睡眠障碍需早期干预。

（1）饮食上避免喝咖啡、浓茶及抽烟。

（2）生活要规律，适当参加力所能及的活动和运动，如步行，增加劳累感，有助于入眠。

（3）充分的血液透析，增加有助于清除中分子物质的血液滤过或血液灌流治疗。

（4）对于白天容易入睡的患者，要改变其生物钟，白天减少睡眠时间。

（5）入睡时听些轻音乐，轻音乐可以给你的心灵解压，尤其可以安抚人们疲劳心灵，它会将宁静渗透到你内心深处的每一个角落，还会有一股不知名的温暖袭上你的心头。这股温暖能深深地安慰你的心。如《海边的星空》《思想曲》等。

（6）早期建议应用中药助眠，不要过早使用安眠药等药物干预，防止产生药物依赖性。

23. 透析患者怎样克服焦虑、紧张、抑郁情绪？

透析患者出现焦虑、紧张、抑郁的情绪属于正常现象，大多来源于对疾病治疗的失望、对于死亡的恐惧、家庭经济负担的加重、生活方式的改变、饮食的限制等。但是，长期被这种情绪困扰，身体和功能会出现一系列不适症状，如呼吸困难、胸闷、心悸、头昏眼花、出汗、食欲差、睡眠障碍等，有时会出现莫名的烦躁、恐惧。对于如何克服焦虑、紧张、抑郁的情绪？以下几点供患者参考。

（1）参加各种肾友会或者接受医护人员的培训和健康教育，了解疾病治疗手段，了解国内、国际对疾病治疗的进展，有利于提高对疾病治疗的信心，提高主观能动性。

（2）加强患者之间的交流和沟通，特别是长期生存患者或治疗后情况良好的患者的交流，吸收其经验并可增加信心。

（3）当出现压抑、焦虑等症状时及时与家庭成员或亲密朋友、医护人员进行沟通、交流或宣泄，可将内心的感受表达出来，以减轻内心的情绪和压力。

（4）发挥主动性、积极性，开发内在潜能对付疾病及不良情绪；重返工作岗位，提高患者的"幸福感"。

（5）音乐是治疗情绪失控良好手段，当心情烦躁时，可听些优美、轻柔的音乐；当情绪悲伤或低沉时，可听些激扬、令人振奋的音乐。

（6）积极参加联谊活动，如肾友聚会、郊游等，开阔心胸、多吸收一些信息并扩展自己的生活圈。

实际上，随着症状的逐渐好转，许多透析患者心理问题会逐渐减少，会逐渐从困境中走出来。

24. 透析患者怎样安全保护自己，注意防跌倒?

血液透析患者由于机体虚弱、贫血、低血糖、血压不稳定（高血压或低血压）、平衡失调（特别是血液透析时平卧 4～5 小时加之透析过程脱水）、意识障碍、合作能力低下或年龄大于 65 岁等，容易出现院内跌倒和院外跌倒。

跌倒后往往会对患者造成伤害，有些会造成终身残疾，需要引起患者和家属的重视。

（1）提高患者依从性，了解跌倒的危险因素，出现不适症状及时反馈医护人员，如高血压、低血压、头晕、出汗、心慌、胸闷、抽筋、脚步软弱等症状。

（2）无尿患者一定要控制水分增长，防止水分超滤过多引起血压下降。

（3）透析结束不要立即起床，防止直立性低血压，如出现头晕、出汗、心慌、眼前黑蒙等症状应立即平卧观察和寻求帮助。

（4）积极治疗贫血、高血压、低血压等，高龄患者、行动不便、步态行动失调者要加强与医护人员交流和沟通，取得帮助和指导。

（5）宣教患者，要有自我保护意识，准确认识自身躯体功能的状态，改变怕麻烦别人、过高评估自己体能的心理，有困难及时求助。

（6）对于行动不便、年老体弱者，家庭环境设施、布局和照明等要针对患者实际情况进行，如厕所要有扶手、光线充足、常用生活用品集中摆放、通道无障碍、地板鞋子要防滑。对跌倒高风险的患者透析途中需要有家属的陪伴，特别是夜晚不能让患者独居一室，避免发生跌倒和坠床。

25. 透析患者需要补充维生素吗?

透析患者存在维生素的缺乏，但并不是所有的维生素都缺乏，如何准确补充维生素，需要在医生的指导下进行，否则将造成不良后果。

由于尿毒症本身及透析时维生素的丢失，患者常常缺乏多种维生素，需要额外补充。下面了解几种维生素的准确使用方法。

(1) 维生素 A 在透析患者体内的浓度较正常人高，加之维生素 A 蛋白结合水平很高，透析不能清除，故透析患者是绝对不能服用的。高维生素 A 可能会导致贫血、脂质和钙代谢异常，故不需要补充。

(2) B 族维生素是透析患者最需要补充的，因为透析过程中会有大量的流失，其中维生素 B_1 的主要作用是帮助消化，维持肌肉、心脏的正常活动及精神状态。维生素 B_2 的效用是促进生长和细胞的再生，缺乏时会出现毛发脱落，皮肤口唇溃疡发炎；维生素 B_6 的作用是增强细胞的免疫力，促进身体吸收蛋白质和脂肪，预防神经系统疾病，减少夜间肌肉痉挛的发生。

(3) 透析患者一般不缺乏维生素 B_{12}，故不需要补充。

(4) 维生素 C 是伤口修复、增强抵抗力的必要物质，在透析过程中也容易大量流失，故每天应补充不超过 100 mg，如大量补充维生素 C 可导致血中草酸钙沉积，使血管钙化。

(5) 叶酸可预防贫血，防止口腔黏膜溃疡，因其在血中与蛋白质结合紧密，不易在透析过程中流失，所以无需大量补充。

26. 透析患者需要补充肉碱吗？

肉碱又名雷卡或肉毒碱。肉碱是脂肪代谢产生能量所必需的载体物质，同时有清除体内多余的酰基产物的作用。正常人通过饮食摄入，在体内由肝、脑、肾合成，肌肉内储存，通过肾脏排泄以达到体内平衡。透析患者由于肉碱摄入减少、肾脏合成能力下降以及透析的丢失造成肉碱的缺乏。透析患者肉碱缺乏可引起一系列临床表现，如血脂异常、心肌病变、频繁发生低血压、不明原因的疲乏和肌肉无力等。有资料显示透析患者补充肉碱可改善上述症状，降低透析过程的并发症，提高生活质量。

27. 我是一个旅游爱好者，血液透析后还能去旅游吗？

旅游能陶冶情操，开阔眼界，心胸愉悦，所以透析患者要求旅游是一件好事，说明患者生活质量提高了，心情愉悦了。但是透析患者旅游前必须由主治医生评估、允许才可以旅游。透析患者旅游必须做好以下攻略。

（1）准备到哪里去？国外？国内？城市？游程几天？交通工具？有否同行者？

透析患者旅游不建议出国游。①因为游程时间长，像欧洲国家需要十几小时的飞行，有时还需要转机，旅游路途遥远；不建议乘游轮旅游，游轮虽然比较轻松，吃喝玩乐俱全，但不利于水分控制，不利于急救；②确要在他国旅游必须事先联系相关医疗机构或透析中心，做好英语版的资料，待对方完全接受确认才能出行；③在机场、在机上、在旅游途中必须要有人陪伴，熟知您的病情；④随身带好相关的药物如高血压药物、心律失常药物、保心丸等，必要时带好血压计；⑤一定要注意劳逸结合，防止发生各种并发症等。

（2）旅游前要求由主治医师进行评估和确认，既往透析充分、血压控制良好、贫血纠正达标，近期没有合并感染、心衰、出血、并发症等问题。

（3）资料准备：①具备医生填写的病历证明，包括：性别、年龄、体重、24 小时尿量、每周透析时间、方法、干体重、透析过程并发症、血管通路情况等；②出发前两周的检验报告，包括肝功能、乙肝、丙肝、HIV、肾功能、电解质、血色素、血型单等；③提供透析时使用的透析器品牌、膜面积大小、抗凝剂名称和剂量、血液流量等；④了解当地血透中心的收费及交通信息。

（4）其他注意事项：①药物应分为两份，一份随身携带，一份放在住宿地点以防不慎遗失，并应携带比日程略多的剂量，以防行程延误，做到万无一失，有备无患；②主要药物为医嘱药物，如高血压、贫血、抗凝剂、钙剂等，可根据自己状况携带感冒药、腹泻药等；③过敏史请相关医生在病

> **透析卡片**
>
> 姓名　黄某某　年龄　　　性别　　
> 血型　
> 我是上海某医院的一个血液透析患者，请麻烦立即联系上海某医院血液透析室，电话 22222222　家属电话 11111111111。

例上注明；④严格遵循饮食习惯和方法，必须认识到饮食控制的重要性和过度饮食对自己造成的危害；⑤旅游期间，最好有亲友同行，方便照顾，如遇到突发身体不适、心慌、气急、胸闷、出血、血压升高、低血压等状况应立即去当地医院急诊。如需紧急透析，应立即进行千万不延误；⑥透析患者在书包内可做一卡片，注明是血液透析患者，并将姓名、血型、诊断、家属联系方式、治疗医院都记录之上，便于紧急状况联系。

28. 老年血液透析患者的家属应该注意什么？

随着社会及医疗条件的不断发展，我国已步入老龄化社会，进行血液透析的老年患者日益增多。据报道，老年血液透析患者占总血液透析患者的 50％～60％。

老年血液透析患者由于对疾病的自我护理能力下降，加之老年患者往往伴有心脑血管系统的疾病，故透析中容易并发低血压、高血压、脑血管意外、感染、心律失常、营养不良、肾性骨病、猝死等并发症。

作为家属应充分了解老年患者的心理状态，关心体贴患者，配合医护管理好患者的日常起居、饮食、服药等，注意合理的营养，尽量减少并发症及意外事件的发生。

（1）注意心理护理，仔细耐心向患者解释血液透析的意义及注意事项，消除患者紧张、恐惧的心理，使患者能配合治疗的顺利进行。生活上给予患者无微不至的关心，使患者保持健康、乐观的心情，增强战胜疾病的信心和勇气。

（2）加强体重监测，老年患者的记忆能力随着年纪的增大而逐渐减退，往往在季节变换的时候，由于衣物增减混淆了自己的体重。家属应帮助患者测量体重，并做好详细记录，对于体重增长过快的患者应帮助其控制饮食。

（3）协助血管通路的维护和自我护理，动静脉内瘘穿刺前，应先做好皮肤的清洁，观察有无血肿、内瘘是否通畅、周围皮肤是否完好；临时血管通路，要做好皮肤的清洁消毒，观察伤口有无渗血、管道固定处有无掉线、固定是否妥当。

（4）作为家属要关心患者饮食、起居情况，增强与患者的沟通，在饮食上要结合患者的不同情况，做出相应的调整。如患者伴有糖尿病，则应在饮食上避免摄入含糖量过高的食物，主食以米、麦类碳水化合物为好，忌食蜂蜜、糖浆、麦芽糖及含糖量较高的甜点和水果。如患者低蛋白质、贫血则应加强含必需氨基酸的高蛋白质的摄入等。

（5）关注患者的病情以及治疗和治疗效果，由于终末期肾病的治疗并不是只有透析治疗，它需要综合的以及终身的治疗，作为家属需要长期的投入和全方位的关怀，陪伴患者度过困难。

（6）作为老年透析患者的家属，不但需要坚强的意志，克服自己的心理问题，同时需要耐心、智慧、友爱、宽容、担当的精神，鼓励和指导患者，助其提高透析质量和生活质量。

29. 透析患者能不能进行性生活？透析患者有性生活意念说明透析质量高吗？

据日本医学界权威分析男性血液透析患者对性无兴趣占 36.9%，性欲减退占 72.9%，这主要与肾脏功能减退、性激素水平异常和代谢产物蓄积对身体损害有关，接受透析治疗后，许多患者的性功能会恢复。

影响透析患者性功能的因素是多方面的，除了尿毒症疾病本身以外，患者的情感问题、抑郁或者恐惧心理、经济原因等均会影响性功能；药物因素、疲劳因素、贫血等也会影响患者性兴趣；经透析充分、贫血纠正、不感到疲劳、心理问题改善、心情舒畅、血压控制等是可以和健康人一样进行性生活。我国血液透析患者临床分析和报道中，提到透析患者生子的案例，说明透析患者能够像正常人一样进行性生活。

透析质量好，在一定程度上会增加患者性生活意念，但并不是透析患者有性生活意念就一定表明透析质量好，透析质量的评估需要通过综合的指标衡量。

对男性患者，应早期告知患者疾病会导致阳痿，阳痿症状的出现并不是男子汉的气概消失，而是疾病的一种常见并发症，早期告知会降低患者压力。可在适当时机对已婚、年轻患者进行性生活的指导和教育，国外不少医疗机构对维持性血液透析患者性功能减退进行个别辅导和培训，如在提高透析充分性的前提下，提高性生活的频率和质量，增加性生活的和谐程度，提高生活质量。

30. 透析间期患者出现其他疾病如阑尾炎、胃溃疡出血、拔牙等，需要创伤性检查或治疗，需要注意什么？

由于维持性血液透析患者凝血功能障碍、抗凝机制紊乱以及透析期间肝素化，常常会合并出血倾向。在这些患者中，如果需要做有创的检查或治疗必须先了解治疗的流程，要注意：①告知相关的医护人员，如透析室医生、护士、执行手术的医生：我是一个血液透析患者，我什么时候做了血液透析，用了什么抗凝剂，多少剂量等；②配合医生全面评估自身的凝血状态，检查有无皮下出血、眼底出血、胃肠道出血等；③提供相关的透析资料，做好检查治疗中的自我监测与护理，如血压、脉搏等生命体征变化；④放松心情，减轻心理负担，及时处理高血压。

31. 血液透析和腹膜透析有什么区别？

得了尿毒症选择血液透析还是腹膜透析，是患者比较纠结的一件事。血液透析与腹膜透析有什么区别，如何选择？

血液透析是指将患者的血液引出体外，通过透析机装置，血液泵入透析器，通过透析膜将毒素和水分转运，同时将"清洁"的血液送回体内，达到纠正酸碱平衡和电解质紊乱的目的。血液透析是一种体外循环装置，需利用小手术建立血管通路，保证透析的血液流量；体外循环时需要应用抗凝剂，防止血液凝固；血液透析按常规每周到医院治疗3次，每次4小时，不少血液透析患者能够边透析边工作。有报道早期曾将血液透析称为"人工肾"，顾名思义就是人工肾脏。

腹膜透析是利用患者自身的腹膜作为透析膜进行透析。透析前通过手术将专用腹膜透析硅胶管置入腹腔内，通过透析管向腹腔内注入并及时更换新鲜透析液，腹膜上的毛细血管内血浆与腹腔内透析液进行溶质和水分持续交换，达到清除代谢产物和过多水分的目的，同时通过透析液补充所需物质，达到纠正酸碱平衡和电解质紊乱的目的。

腹膜透析不需要体外循环，更接近生理性的物质交换，经过培训可在家里自己操作；腹膜透析对毒素的清除是持续性的，血流动力学比较稳定，减少了低血压的危险，降低了心血管并发症的发生；对糖尿病患者可以在透析液中加入胰岛素，控制血糖安全，减少糖尿病并发症如视网膜病变及神经系统改变；腹膜透析对保护残余肾功能优于血液透析。

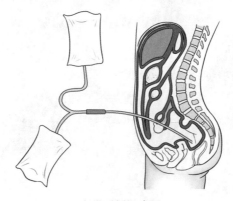

腹膜透析示意图

32. 血液透析患者如何自我防范新型冠状病毒肺炎？

根据全国疾病控制中心的提示，新型冠状病毒肺炎可能是一种常态化的趋势，对维持性血液透析患者须做好自我防范。

（1）血液透析患者及家属应严格遵守血透中心的各项制度，特别是消毒隔离制度。学习相关的卫生宣传知识，了解学习各种传染病的危险因素及防范措施。

（2）门诊透析患者进入血透室时，应测体温，如在家庭即有发热、咳嗽应立即就诊发热门诊，并及时联系主治医生。

（3）进入血透室即严格洗手、更衣，疫情期间必须全程佩戴口罩，如佩戴口罩有不适可求助医护人员。如有咳嗽、打喷嚏应进行自我防护；透析过程减少进食。

（4）血透室是一个特殊的治疗场所，应减少家属陪伴，减少人员聚集。

（5）注意合理饮食，合理摄入优质蛋白，提高自身免疫力。加强自身锻炼，保持良好心态。

（6）因为大多为门诊透析患者，在公交车、出租车、地铁上均应戴好口罩，戴好手套，回家后严格洗手，及时更衣。

（7）血液透析患者是一种慢性疾病群体，也属易感人群，在疫情期间应尽量减少外出，减少去往人员聚集地，如超市、电影院、餐厅等。

（8）建议患者随身携带酒精棉或消毒纱布等，防止内瘘伤口渗血，如路途有渗血，即用酒精棉消毒后压迫止血。

（9）严格执行医嘱，按时到院血液透析，按时服用各种药物。

（10）一旦发现疑似病例或感染病例，应遵循疾病控制中心的要求进行隔离观察和隔离治疗。这些隔离观察点是带有透析设施的，患者可安心接受。

五、 血液透析患者常见并发症及自我护理

几十年来，透析技术的提高和设备的人性化设计，使透析操作的安全性大大增加，但是作为患者对血液透析的并发症要充分认识和准确、及时、有效的自我护理，这对提高透析效果，缓解透析时的恐惧心理，降低死亡率十分重要。

1. 血液透析患者常见并发症有哪些?

血液透析常见并发症包括急性并发症与远期并发症。

（1）急性并发症常见有首次使用综合征、症状性低血压、透析中高血压、失衡综合征、肌肉痉挛、透析中出血、心律失常、急性的脑血管意外等。

（2）远期并发症常见有心脑血管疾病、贫血、肾性骨病、透析相关性淀粉样变、感染、营养不良、甲状旁腺亢进等。

2. 血液透析过程中为什么会低血压? 怎样防止低血压的发生?低血压怎样自我护理?

血液透析过程中低血压是最常见的并发症之一，低血压常见症状为心慌、头晕、心率加快、脉搏细速、出汗等；也有患者没有特殊症状，特别是老年患者，表现为打哈欠、脸色苍白、血液流量抽吸或仅在测量血压时发现血压已下降。

（1）常见原因与下列因素有关：①在透析过程中超滤过多，低于干体重时容易发生低血压；②水分增长过多，单位时间内超滤水速度过快；③老年患者，伴有心血管疾病患者如心律失常、心力衰竭等；④低蛋白血症、贫血、糖尿病、腹水、严重营养不良；⑤其他因素如透析前或透析过程中服用降压药、透析过程中进食过多过快、失血出血等。

（2）作为一个透析患者首先必须关注我今天为什么会出现低血压。找到了

原因就能采用相关的措施预防低血压的发生：①首先透析患者要解除思想顾虑和惧怕心理，放松心情；②严格控制水分和钠盐摄入，体重增长不超过体重的5％；③贫血、低蛋白血症者要及时纠正；④透析中容易出现低血压患者，透析前避免服用降压药，透析过程避免进食；⑤发现不适及时告知当班护士，采取相关措施进行预防。

（3）低血压的自我护理：①严格控制水分和钠盐的摄入，每天食盐摄入不超过 5 g，透析间期体重增长控制在干体重的 3％～5％；②发生低血压应该寻找原因，排除如体重搞错、计算错误、增加或减少衣服等；③在透析过程中容易发生低血压的患者，透析前停服或少服降压药，减慢超滤速度，透析中避免大量进食；④做好饮食管理，保证营养摄入，纠正贫血、低蛋白等问题；⑤每周保证三次血液透析；⑥连续两次透析过程出现低血压应重新评估干体重；⑦低血压患者透析结束起床动作应缓慢，如先床边坐起，没有不适再行走，如出现头晕、出汗应立即平卧，重新测量血压，待症状消失后再起床；⑧出现低血压症状应立即下蹲、平卧，待症状改善后再活动。

3. 血液透析高血压患者怎样自我护理？怎样规范使用降压药？

血液透析过程出现的高血压往往发生于血液透析过程或透析结束后，表现为：①平均动脉压较透析前增高≥15 mmHg；②透析过程超滤后 2～3 小时，血压升高；③血液透析结束前 30～60 分钟，出现血压增高。

高血压患者的自我护理：①透析患者要有良好的生活习惯，每天食盐摄入量 3～5 g，控制液体摄入量；②自觉戒烟限酒；保持良好的心理状态，避免情绪剧烈波动；③做到充分透析、正确评估干体重；④每天定时监测血压，遵医嘱口服用药；⑤透析过程如血压增高并伴有头痛、头晕应及时联系医护人员，透析结束后待医生评估后方可离开透析室。

高血压患者用药注意。

（1）规范使用降压药，降压药物的选择比较复杂，患者要有非常高的依从性，严格遵守用药剂量、用药时间，不得自行更改药物。更改剂量，否则影响医生对于降压药物的正常判断，无法给到精准的处方。

（2）降压药物应从小剂量开始，防止影响患者的除水。

（3）透析过程出现高血压，需听从医嘱合理及时用药，防止出现高血压脑病。

（4）伴有高血压的患者平时要控制水分摄入，控制钠盐，如果在严格执行医嘱的情况下，血压控制不理想，要及时与主管医生沟通。

（5）提高治疗依从性，如增加透析次数、改变治疗模式（血液滤过、血液透析滤过）等。

4. 血液透析常见心血管系统的并发症有哪些？怎样自我护理？

前面已经谈到血液透析常见心血管系统的并发症有：血压异常（高血压、低血压）、左室扩张、心肌肥厚和收缩功能障碍、缺血性心脏病（心绞痛、心肌梗死）、心律失常、心脏功能衰竭、猝死、心包炎及心内膜炎等。

为了防止和降低心血管并发症的发生应做好以下自我护理。

（1）规律透析、充分透析，有效控制血压，治疗糖尿病。

（2）做好饮食管理，限制食盐（3～5 g/天），控制体重，戒烟、戒酒，低脂饮食。

（3）适当运动，生活规律，保证足够睡眠，避免情绪波动及过度劳累。

（4）冬季是心脑血管疾病的高发时段，天气寒冷要注意保暖，防止血管收缩而诱发心脑血管疾病。

（5）遇到突发心血管疾病，及时与医生沟通，及时就医。

5. 什么是失衡综合征？什么是诱导透析？

失衡综合征是透析过程中或透析结束后不久出现的以神经系统症状为主要表现的综合征。在透析中过多过快排出溶质（毒素）引起血浆渗透压明显下降，而细胞内液、脑脊液甚至细胞外液渗透压下降缓慢，形成血浆与其他体液之间的渗透梯度，导致体液重新分布，临床上出现恶心、呕吐、头痛、血压升高、抽搐及昏迷等症状。

为了防止失衡综合征，在患者刚接受血液透析时常采用诱导透析。诱导透析是指刚开始血液透析的患者因体内尿毒症毒素（如肌酐、尿素氮）较高，如按常规透析，患者血液中毒素下降迅速导致失衡综合征，常危及生命。临床上常采用小面积透析器、低血流量、短时间透析 2～3 小时、每天或隔天透析来适应患者，以逐步过渡到规律性透析。

防止失衡综合征关键要早期透析、规律透析、规范透析。随着社会的发展和人们对疾病的认识，失衡综合征的发生率明显下降。

6. 什么是高钾血症？有什么危害？

肾脏是排泄钾离子的重要器官，尿毒症时排泄钾离子能力下降血钾会明显增高；血液透析患者如果饮食控制不当或者感染等因素也会出现高钾血症。当血钾高于 5.5 mmol/L 称为高钾血症，高于 7.0 mmol/L 则为严重高钾血症。严重的高钾血症应及时抢救，否则可能导致心搏骤停而死亡。

当血钾增高时，心肌的兴奋性增高，可造成心律失常、心动过缓、甚至心脏停搏。当终末期肾病患者出现胸闷、手脚麻木、无力、心前区不适、心跳变慢等症状时应立即去医院就诊。

7. 高磷血症有什么临床表现？高磷血症有哪些危害？怎样自我护理？

高磷血症是维持性血液透析最常见的并发症之一。据报道，维持性血液透析患者血磷水平和生存率密切相关。早期的血磷升高可以症状很轻或者无症状，严重的高磷血症的临床表现与原发病、伴随的低钙血症及其他毒性紊乱和异位钙化有关。高磷血症可刺激甲状旁腺激素的分泌、刺激甲状旁腺细胞增生

及拮抗 $1,5-(OH)_2D_3$ 对甲状旁腺激素（PTH）的抑制作用，发生甲状旁腺功能亢进的危害，引起肾性骨病，加重肾性贫血；高血磷会引起尿毒症骨病、心脏瓣膜及血管钙化、皮肤瘙痒等。大数据显示尿毒症患者血磷升高（大于 1.78 mmol/L）会导致死亡风险增加。

血液透析患者如何自我护理高磷血症？

（1）控制饮食中磷的摄入（限制在 $800\sim1\,000$ mg/d）。由于有机磷主要是与蛋白质结合并分布于细胞内，所以富含蛋白质的食物磷含量也高。如果蛋白质的摄入增加，容易导致高磷发生；过度限制磷的摄入会导致营养不良，蛋白质和磷的摄入须达到平衡，故用磷（mg）/蛋白质（g）比值来衡量饮食中磷的负荷比较合适。磷含量低而蛋白质含量丰富的食物主要是鸡蛋蛋白。此外，磷是食品添加剂的主要成分之一，尿毒症患者要限制含磷添加剂的摄入。

（2）增加透析次数或延长透析时间有助于磷的清除。由于磷主要分布于细胞和组织中，从细胞内向细胞外转运速度很慢，往往需要长时间的透析才能达到降磷目的。

（3）使用磷结合剂，主要通过减少胃肠道磷的吸收来降低血磷水平。

8. 如何规范应用磷结合剂？

（1）目前使用最广泛的磷结合剂是碳酸钙，每日剂量 $1\sim10$ g，随餐服用，口服后体内可吸收 $20\%\sim30\%$。$1/3$ 的患者可能发生高钙血症，甚至导致软组织和血管钙化，因此长期服用时要监测血钙浓度。

（2）醋酸钙溶解度高，结合 1 mmol 磷所需的钙为 0.73 mmol，而碳酸钙结合同样多的磷所吸收的钙为 2.02 mmol，故醋酸钙是更有效的磷结合剂。

（3）氢氧化铝不能用作磷结合剂，因为有铝吸收的可能，它只用于一些单用钙盐无法控制磷水平的患者，使用氢氧化铝者必须定期监测血铝水平，铝水平一旦进入毒性范围，治疗必须立即停止。

（4）肾凝胶是一种新型的不含钙不含铝的多聚体的磷结合剂，不会引起高钙血症。每餐需服用 3 粒或者更多的胶囊，价格较昂贵，目前不需要服用铝的患者多应改服肾凝胶来代替。

9. 什么是肾性骨病？有什么危害？怎样规范治疗？

肾性骨病又称肾性骨营养不良，是由慢性肾脏病而导致的人体骨骼所发生的一系列异常改变。所有慢性肾功能衰竭患者在透析前都伴有不同程度的肾性骨病，开始不伴有临床症状，但存在血液化验异常。随着肾功能的进一步恶化，肾性骨病逐渐加重，会出现一些临床不适；进入透析治疗以后，骨病不会减轻，且越来越重。几乎所有的透析患者都伴有肾性骨病，慢慢出现骨骼、关节、肌肉的酸胀、疼痛等，随着透析时间的延长，症状会越来越严重，导致骨骼畸形、关节疼痛、身高退缩，严重影响患者生活质量。

对于肾性骨病，重要的是预防：①患者应听从主管医师医嘱早期治疗，定期化验检查，及时调整方案；②要充分透析，结合高通透析、血液透析滤过、灌流等联合治疗，增加磷的清除；③控制饮食与药物治疗，饮食中磷的摄入应小于 800 mg/d，监测血清磷的水平；药物治疗使用磷结合剂。

肾性骨病治疗仍然是以充分透析、控制饮食及结合药物治疗为主，手术切除甲状旁腺是治疗高转化性肾性骨病的最后选择。

10. 什么是甲状旁腺功能亢进（甲旁亢）？

甲状旁腺功能亢进是指在慢性肾功能不全情况下，甲状旁腺长期受到低血钙、高血磷的刺激而分泌过量的甲状旁腺激素，以提高血钙、血镁、降低血磷的一种慢性代偿性临床综合征，是引起肾性骨病的重要因素。甲状旁腺素的分泌主要受血钙浓度的直接控制，血钙浓度降低，则促使其分泌，反之，可抑制其分泌。慢性肾衰竭患者钙磷代谢失衡的主要后果是发生继发性甲状旁腺功能亢进。

11. 甲状旁腺功能亢进有什么症状？怎样治疗？

甲状旁腺功能亢进早期症状不明显，严重时表现为肌无力、关节不适及骨痛、血管、心脏、心包、皮肤等软组织出现钙化、皮肤出现坏死、巩膜角膜钙化、瘙痒等。据不完全统计大约 75% 的血液透析患者甲状旁腺激素升高，40%～50% 的患者有继发性甲状旁腺功能亢进。

甲状旁腺功能亢进治疗主要包括：①降低血磷使血钙血磷降到正常水平；②合理使用活性维生素 D，补钙；③调整透析液至适当的钙浓度，防止高钙血症；④高磷血症患者可选做血液滤过或血液透析滤过，选用能有效清除磷的透析器，以尽可能在血液净化治疗时有效地清除磷；⑤手术治疗；⑥保证透析充分性。据文献报道未来可能的治疗对策，应用钙受体激动剂及其他的磷结合剂。

12. 什么情况下手术切除甲状旁腺？

下列情况建议手术治疗：①经过大剂量活性维生素 D 治疗，不能改善甲状旁腺功能亢进者；②药物治疗后骨病症状未减轻，如骨痛、骨折、畸形；③持续性高钙血症；④甲状旁腺激素持续增高，伴有严重瘙痒或播散性皮肤坏死；⑤虽然控制血磷，仍旧出现软组织钙化；⑥关节发生病变，肌腱发生破裂。

13. 甲状旁腺功能亢进怎样自我护理？

（1）饮食护理：患者肾脏排泄磷功能的丧失，血液透析清除磷的不充分和每日饮食摄入磷过量，都会导致高磷血症。磷水平的上升可促使甲状旁腺激素分泌增多而诱导高运转型骨病的发生。因此，血液透析患者必须限制饮食中磷的摄入，600～1 200 mg/d。但是几乎所有的食物均含有磷，特别是蛋白质含量丰富的食物。患者要解决低磷饮食与营养不良之间的矛盾，不能为了少吃磷而限制了蛋白质的摄入，而造成营养不良，应着重考虑如何降低肠道对磷的吸收及如何在透析中有效地清除磷，并且要限制那些既是高磷食品又是对尿毒症患者不利的食物，如豆制品类食物含磷很高又含较多非必需氨基酸，动物内脏既是高磷又是高胆固醇的食物，这些都应避免食用。

（2）心理护理：随着我国的血液透析技术的发展和进步，维持性血液透析患者生存期不断延长，生活质量有了很大的提高。对于患者表现出的甲状旁腺功能亢进及肾性骨病应有足够的心理准备。如骨营养不良导致的骨痛、骨折、自发性肌腱断裂等严重困扰着患者。在治疗过程中家属、医护人员应对患者予以精神上的鼓励和生活上的照顾，这对患者增加生活信心尤为重要。

14. 肾性骨病与甲状旁腺功能亢进是一回事吗？

甲状旁腺功能亢进是在慢性肾功能不全情况下，甲状旁腺长期受到低血钙、高血磷刺激而分泌过量甲状旁腺激素（PTH），以提高血钙、降低血磷的一种慢性代偿性临床综合征。甲状旁腺激素的分泌主要受血钙浓度的直接控制，血钙浓度降低，则促使其分泌，反之，可抑制其分泌。慢性肾衰竭患者钙磷代谢失衡的主要后果是发生继发性甲状旁腺功能亢进。血磷潴留、血钙降低、钙调定点上升是引起继发性甲状旁腺功能亢进的主要原因。高磷、低钙可通过成骨细胞上的受体间接增加破骨细胞的数量和活性，促进骨吸收和骨形成，是引起肾性骨病的重要因素。肾性骨病包括骨骼疼痛、骨折、胸廓椎体变形、软组织（血管、心脏、心包、皮肤、眼）钙化，严重时出现退缩人综合征（身高缩短）、血管异位钙化导致皮肤溃烂。

当出现甲状旁腺功能亢进时，轻者症状不明显，严重者表现为肌无力、关节不适及骨痛、软组织（血管、心脏、心包、皮肤、眼）钙化等。

15. 透析患者为什么会出现皮肤瘙痒？怎样自我护理？

透析患者出现皮肤瘙痒是常见并发症之一，有研究证明成人尿毒症患者中42%～52%曾出现瘙痒症状，严重影响生活质量。

常见原因：①高磷血症和高钙血症易引起皮肤钙化，导致皮肤瘙痒；②代谢产物潴留和一些尿毒症毒素会导致皮肤瘙痒；③透析过程中应用的产品产生过敏反应会导致皮肤瘙痒；④皮肤干燥引起皮肤瘙痒。

皮肤瘙痒护理和治疗。

（1）控制饮食，特别是高磷食物，如含磷高的添加剂食物如香肠、火腿、可乐等；内脏类、坚果类、干谷类等。规范使用磷结合剂，并与餐服用。

（2）充分透析是减轻尿毒症患者瘙痒的最有效措施。使 KTV（透析充分性）达到1.2～1.4。高通量血液透析、血液滤过或血液灌流，能有效清除体内中大分子物质，保持血钙血磷在正常范围，降低甲状旁腺激素（PTH）水平。

（3）选择生物相容性好的透析器，减少机体炎症反应，减低机体氧化应激反应，减少过敏反应。

（4）季节变换，皮肤干燥，合理使用保湿润肤产品，洗澡时不用温度过高的水，皮肤禁用酒精等刺激性药水涂抹。

（5）要放松心情，分散注意力，缓解紧张情绪；注意个人卫生，勤换内衣裤，注意内衣裤的材质；不抽烟、喝酒，禁辛辣食物。

16. 什么是尿毒症脑病？怎样防止尿毒症脑病？

尿毒症脑病是尿毒症患者神经系统最常见的危害。尿毒症患者出现神经、精神等中枢神经系统方面的异常，称为尿毒症脑病，也称为肾性脑病。早期表现为疲劳、乏力、头痛、头晕、理解力和记忆力减退等，进一步发展出现烦躁不安、肌肉颤动、幻觉等，严重时出现嗜睡、昏迷、脑电波异常。

尿毒症脑病是可以防治的。

（1）充分的、早期的透析可以减少尿毒症脑病的发生；临床如出现尿毒症，已经需要透析疗法，希望患者提高治疗依从性，及时早期接受治疗，不要等到出现严重并发症、肌酐及尿素氮很高才治疗，防止毒性产物穿过血脑屏障进入中枢神经系统，直接损伤脑细胞，发生代谢障碍引起尿毒症脑病。

（2）纠正营养不良及其他一些可逆因素（如电解质紊乱、脱水、酸中毒、高血压等）可减少尿毒症性脑病的发生。

（3）积极治疗高血压，高血压可导致脑血管痉挛，加重脑缺血、缺氧，加重尿毒症脑病。

17. 尿毒症为什么会出现贫血？贫血患者怎样做好自我护理？

我们都知道肾脏具有内分泌功能，可以分泌体内 95％的促红细胞生成素（EPO），这些促红细胞生成素是负责调动骨髓造血的重要激素，能促进刺激骨髓红细胞的生成，而肾脏功能减退后分泌促红细胞生成素能力下降引起贫血，这是最主要的原因。其他原因还有：①尿毒症导致胃肠功能障碍，营养物质包括铁、叶酸等吸收障碍，造成造血原料缺乏；②尿毒症毒素直接作用于红细胞，导致红细胞寿命缩短，破坏增加；③红细胞丢失增加，如透析器出现残血、凝血、患者通路出血、女性患者月经量增加等。

对透析患者来讲，贫血并不是一个小问题，直接影响患者生活质量。贫血患者应做好自我护理：

（1）遵医嘱使用促红细胞生成素，贫血纠正了，患者的出血现象改善，免疫力提高，食欲增加。使用促红细胞生成素时应遵医嘱使用铁剂、叶酸、B_{12} 等。

（2）做到充分的血液透析，改善全身营养状态，补充高热量、高维生素、优质蛋白质，降低毒素对骨髓的抑制。

（3）不剧烈运动，避免因贫血导致的供氧不足，注意保暖，防止受凉，增强体质，预防继发感染。

（4）自我观察有否出血状况，如大便颜色、内瘘出血渗血、透析结束透析器的残血和凝血、女患者月经的量等。应用抗凝剂后是否出现皮下淤血、牙齿黏膜出血等。

（5）贫血患者不宜喝茶，茶会阻碍铁的吸收；牛奶和一些中和胃酸的药物也会阻碍铁的吸收，尽量不要和含铁高的食物一起吃，含铁高的食物主要有：猪肝、猪血、瘦肉、奶制品、大米、苹果、绿叶蔬菜等，要根据血磷、血钾的情况补充。如果贫血得到改善，则日常生活会更加轻松愉快。

18. 透析患者为什么要同时补充促红细胞生成素与铁剂？

铁剂是造血的必需原料之一。在使用促红细胞生成素以前，患者就应该储备铁。血清白蛋白铁元素和叶酸、维生素 B_{12}、蛋白质一样都是生成血红蛋白的原料，如果单纯补充促红细胞生成素，而铁等造血原料不足，必然会影响血红蛋白的生成。一般来说，慢性肾功能衰竭患者由于恶心、呕吐、食欲不佳影响铁质的摄入，同时由于尿素氮等毒素刺激胃肠道，引起的消化性溃疡、胃炎均会影响铁质的吸收，所以很多慢性肾功能衰竭患者缺乏铁质。而且应用促红细胞生成素后，会增加机体对铁的利用和需求，会进一步造成铁的缺乏，故多数情况下需要补充铁剂。

19. 透析后为什么容易出血？怎样自我护理？

出血也是血液透析患者常见的并发症之一。尿毒症时常伴有凝血功能障碍以及血小板功能异常，加之血液透析过程的肝素化加重了出血。血液透析患者的出血常见于消化道出血、颅内出血、鼻出血、皮肤黏膜出血以及穿刺针眼渗血、出血等。另外，如患者有出血现象而未注意抗凝剂的应用会引起出血，高血压、血管病变者会诱发颅内出血、蛛网膜下腔出血；消化道黏膜病变可引起消化道出血；女性月经来潮引起经量增多等。

透析后患者出血应如何做好自我护理？

（1）伴有出血倾向的患者，一定要严格控制高血压，以免高血压等并发症发生引起脑出血。

（2）有出血倾向时或透析前及透析后 4～6 小时需要创伤性的检查和治疗（造影、拔牙、骨穿等）应及时汇报主治医师，实行个体化抗凝方案，如小剂量肝素、小剂量小分子肝素、无肝素等。

（3）密切观察自身出血情况，如牙龈、皮肤黏膜、大便、内瘘穿刺处等出血情况。患者突然感觉视力模糊，应及时检查眼底。

（4）对于先天性的多囊肾要密切注意小便颜色，女性生理期与医生及时沟通，调整透析治疗肝素用量。

20. 透析过程为什么会出现抽筋？怎样自我护理？

抽筋是肌肉痉挛的通俗叫法，也是透析患者的常见并发症，一般发生在透析的中后期。抽筋通常出现在腿部，偶尔会出现在上肢、胸腹部、背部肌肉，可持续 10 分钟左右，有时候抽筋也是缺钙的表现。其他原因包括脱水过快、过多、低钠血症、低血压、低血容量、低氧血症、肉毒碱缺乏、尿毒症周围神经病变等。

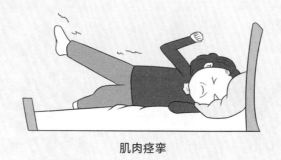

肌肉痉挛

透析过程如何防止抽筋？

（1）严格限制透析脱水量，每次脱水最多不能超过体重 5%，65 岁以上患者不要超过 3%，否则就有可能诱发肌肉强直。

（2）避免透析过度脱水，脱水过度使患者体重低于干体重，机体水分不足，肌肉脱水，于是发生肌肉强直，此时还伴有低血压，肌肉血液供应减少，进一步加重肌肉痉挛。

（3）避免使用低钠透析，注意血钙浓度保持正常。

（4）充分透析，更好地清除中大分子毒素，有助于减轻尿毒症毒素引起的神经肌肉损害。

（5）患者及时反映病情，配合检查，使医生尽早诊断，正确处理。

（6）发生抽筋的时候，可以热敷痉挛侧，有助于肌肉放松，反复拿捏按摩痉挛的肌肉可缓解疼痛；严重抽筋难以缓解，经评估后（没有低血压、神志清楚、通路安全）由医护人员协助进行站立，可缓解抽筋。

21. 为什么有些透析患者会出现心力衰竭？

目前维持性血液透析患者出现心力衰竭现象与早期（20 世纪 80 年代末 90 年代初）相比较已经有了很大的改善。原因主要有：①患者依从性提高；②血液透析充分性提高；③水分和钠盐控制严格；④通过医护治疗，共同努力，血压控制得当；⑤患者情绪开朗、稳定等。

导致心力衰竭的主要病因是：①饮食不节制，水分和钠盐控制不够，透析间期体重增加过度；②高血压未得到很好控制；③未充分地透析，导致水钠潴留；④严重贫血，心脏负荷增加；⑤情绪紧张、激动、亢奋；⑥感染、动-静脉内瘘分流等因素。

22. 终末期肾功能衰竭的远期并发症有哪些？怎样提高生存率和生活质量？

原本身高 1.8 m 的张先生英俊潇洒，不幸得了肾脏病，血液透析 8 年，身高竟然变成了 1.64 m，开始是四肢躯干疼痛，逐渐背也驼了，关节发生变形，这是怎么回事？

今天，我们利用这个案例，来谈谈血液透析患者的远期并发症——肾性骨病的认识和规范治疗。

血液透析是治疗急慢性肾功能衰竭有效且安全的治疗方法，在 40 年前，肾功能衰竭患者要长期生存是不可能的。随着科学技术的发展，终末期肾功能衰竭患者的治疗方法有了很大的进展，如血液滤过、血液透析滤过、高通量透析等，不少透析患者得以长期生存，生活质量有了提高。但是，必须清醒地认识，透析疗法并不是一种完全的治疗方法，它是一种替代治疗，它并不能完全地代替肾脏的功能。

当慢性肾功能不全患者 GFR＜30 mL/min 时，肾脏排磷能力显著下降；GFR＜20 mL/min 时，肾小球很少能滤出磷酸盐进入尿中，此时血磷升高更加明显。慢性肾功能衰竭（CRF）时，肾脏 1-α 羟化酶减少，使活性维生素 D 减少，钙吸收降低，血钙降低，大多数患者均有血钙降低现象。甲状旁腺激素（PTH）的分泌主要受血钙浓度的直接控制，血钙浓度降低，则促使其分泌，反之，可抑制其分泌。慢性肾衰竭患者钙磷代谢失衡的主要后果是发生继发性甲状旁腺功能亢进。

甲状旁腺激素（PTH）作用于骨骼释出 Ca^{2+} 以恢复血钙水平。当肾功能衰竭进一步发展，代偿功能失效，高血磷、低血钙持续存在，甲状旁腺激素（PTH）亦大量分泌，继续动员骨钙释放，如此恶性循环，最后导致肾性骨病。肾性骨病导致人体骨骼系统的改变，骨细胞破坏，身高下降。

那么肾性骨病有什么危害呢？

肾性骨病是由肾脏疾病而导致的人体骨骼发生的一系列异常改变，开始不会有临床症状，但存在血液化验异常。随着疾病的发展，肾性骨病逐渐加重，大多数患者症状较轻时，不被重视，且不听从医务人员的建议。当症状越来越重时（患者出现关节疼痛，骨骼疼痛），影响了患者的生活和生活质量。

肾性骨病晚期治疗比较困难，所以对肾性骨病要有早期的认识和早期的干预。同时肾性骨病重点在于预防，患者要听从医务人员的建议和医嘱，定期化验，及时调整治疗方案，足够的重视，减少肾性骨病带来的痛苦和烦恼。

第四部分

终末期肾病的治疗
腹膜透析与自我护理

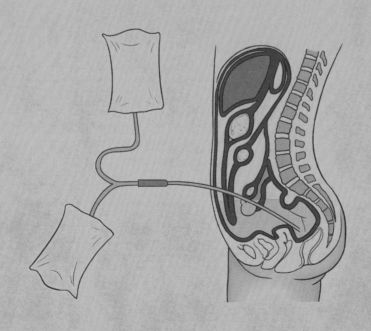

一、腹膜透析基本概念与自我护理

1. 什么是腹膜透析？

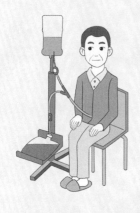

腹膜透析与血液透析一样，都是治疗急、慢性肾脏功能衰竭的一种方法。腹膜透析是利用自身的腹膜作为半透膜来进行透析。

每个人腹腔里覆盖一层薄而光滑的浆膜，就是腹膜。腹膜上有丰富的血管，总面积约与本人体表面积相等（成年人为 2 m² 左右）。腹膜透析（peritoneal dialysis，PD）就是经过小手术，将一根无毒、与人体相容的腹膜透析导管置入腹腔最低的位置，利用人体的腹膜作为半透膜，灌入腹膜透析液，通过弥散和对流的原理，腹膜间皮细胞和毛细血管壁与血液进行物质交换，以清除体内潴留的代谢产物、纠正电解质和酸碱失衡、超滤过多水分的肾脏替代治疗方法。

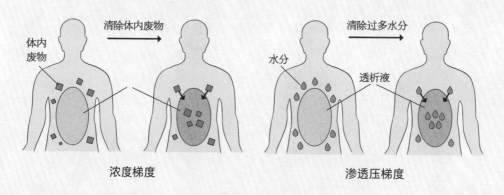

浓度梯度　　　　　　　　　　　　　　渗透压梯度

2. 腹膜透析有哪几种方法？

（1）持续性非卧床腹膜透析（CAPD）：手工操作时每次灌入腹腔的透析液

为 2 000 mL，白天每次在腹腔保留 4～6 小时，交换 3～5 次，夜间保留一夜，每次留腹时间 10～12 小时。每周透析 7 天。为目前临床最主要的腹膜透析方式。

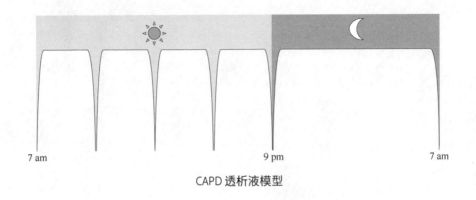

CAPD 透析液模型

（2）间歇性腹膜透析（IPD）指治疗期与腹腔排空期交替：每次灌入腹腔的透析液为 1 000～2 000 mL，保留 30～45 分钟，然后将液体放出，丢弃，再放入透析液，每个透析日透析 8～10 小时，每星期透析 4～5 天，透析间歇期腹腔内一般不留置腹透液。

（3）连续循环性腹膜透析（CCPD）：夜间入睡前与腹膜透析机连接，先将腹腔内透析液引流干净，然后进行透析液交换，每次使用 2～3 L 腹透液，留置时间 2.5～3 小时，最末袋留腹后分离机器，白天留腹 14～16 小时，每周透析 7 天。

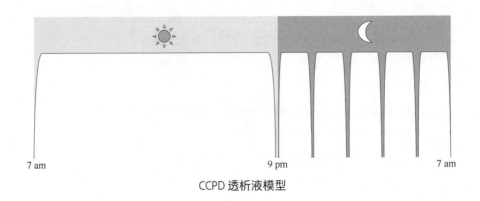

CCPD 透析液模型

（4）夜间间断性腹膜透析（NIPD）：夜间多次交换腹膜透析液，每次灌入1～2 L，每次1～2小时，共持续8～12小时，白天干腹，每周透析7天。

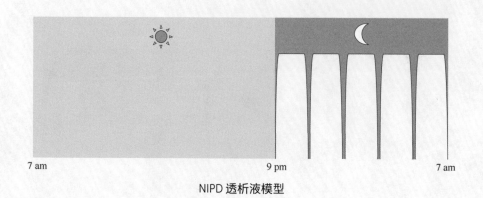

7 am　　　　　　　　　　9 pm　　　　　　　　7 am

NIPD 透析液模型

3. 腹膜透析优势和特殊需求？

优势：

（1）通过培训，可在家中、工作单位或任何干净场所自行换液，治疗时间具有弹性。

（2）治疗时不需要扎针，避免血管通路问题带给患者恐惧、焦虑心理。

（3）对机体血流动力稳定，减少了低血压、心脑血管病变的危险性。

（4）饮食限制少，是一种比较温和的连续性治疗方法。

（5）保护残余肾功能优于血液透析，能较好清除中大分子物质。

（6）肝炎、艾滋病、梅毒等血源性疾病感染风险小。

（7）透析时可以自由活动，可以参加工作、学习、旅游、外出。

特殊需求：

（1）腹部需要外科小手术，放置一根永久性的腹膜透析导管。

（2）每天需要自行更换腹透液。

（3）如果操作不当容易腹腔感染，发生腹膜炎。

（4）营养流失较多。

（5）透析效果可能受到腹膜功能的影响。

4. 哪些患者适合腹膜透析治疗？

（1）伴有心血管系统疾病，如心绞痛、心肌梗死（陈旧或新增）、心律失常、低血压、难以控制的高血压的患者。

（2）合并糖尿病的患者。

（3）老年人、儿童、婴幼儿。

（4）血液透析血管通路无法建立者。

（5）凝血功能障碍伴明显出血倾向患者。

（6）脑血管意外伴有脑溢血、脑梗塞。

（7）尚存较好的残肾功能的患者。

（8）农村、偏远地区等交通不便的患者。

（9）急性肾损伤患者。

（10）药物、毒物中毒患者。

5. 哪些患者不适合腹膜透析治疗？

随着我国科学技术的发展，慢性肾衰竭的治疗方法越来越规范。近几年，腹膜透析患者逐年上升，对于哪些患者不适合腹膜透析治疗也是相对的。

下列患者在选择腹膜透析时应不作为首选：①肾衰竭合并妊娠晚期；②肺功能衰竭、胸部、胸腔大手术；③3天之内行腹腔大手术；④疝气、肠梗阻、腹腔感染、盆腔感染、横隔肿瘤、腹腔肿瘤、肝脏肿瘤等。

6. 接受长期腹膜透析治疗，需要做哪些准备？

（1）患者心理准备，对于慢性肾衰竭，腹膜透析与血液透析一样将是一种终身治疗（除非肾脏移植），患者需要接受和认知。认识腹膜透析的原理、方法、操作、护理等。

（2）通过简单的外科手术，植入腹膜透析导管。

（3）接受医护人员的专业培训和考核。

（4）对家庭环境、卫生状况、医疗设备（秤、恒温加热装置、紫外线消毒灯、体重计、洗手液、挂钩、血压计等）进行配备和评估。

（5）系统培训、考核合格后，开始家庭透析。

（6）定期门诊复查和肾友培训。

7. 准备接受腹膜透析了，患者及家庭成员需要哪些准备？

腹膜透析患者心理状态取决于精神稳定度及家属和社会的关怀。家庭为患者生活过程中最重要的小环境。对于患者来说，家庭的支持为患者的生活质量提供了情感资源和物质资源。如何提高患者家庭的关怀度，改善家庭的情感环境，对家庭进行有效指导是很有必要的。

（1）定期参加专题讲座和培训，以增强对疾病的认识和了解。接受规范的腹膜透析操作培训，并进行考核。

（2）提供给家庭成员在应急情况下可利用的资源，如电话、心理咨询门诊、透析液送达等。患者在家庭发生紧急状况，可直接呼救及咨询。

（3）帮助家庭成员，学会设身处地理解他人，增进与患者的亲密度，提高患者的安全感。

（4）家庭成员与患者一样，要改变认知和态度，鼓励患者积极的生活方式，接受新生活，争取早日重返社会。

（5）家庭成员与患者之间要及时进行沟通和交流，相互鼓励，相互信任，相互爱护。

8. 腹膜透析常用物品有哪些？分别有什么功能？

常用物品包括腹膜透析液、加温袋、连接导管、消毒液、计重秤、碘伏帽、蓝夹子等。

（1）腹膜透析液是一种工艺要求如同静脉输液一样的无菌液体，电解质的成分和浓度要与正常血浆相似。将腹膜透析液灌入腹腔，与腹膜上毛细血管进行交换清除内源性或外源性毒物质。腹透液需放置于干燥通风、洁净、无阳光直射、无锐器的地方。使用时必须严格检查，防止漏袋、污染或过期透析液灌入腹腔，引起腹膜炎。

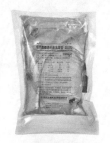

腹透液

（2）加温袋：灌入腹腔的透析液需要加温，温度和人体相同 36～37 ℃，温度过高，烫伤腹腔黏膜；温度过低，血管收缩，引起腹痛，影响清除率。加热时不要将腹透液的外包装去除，防止污染；加温袋需保持干燥、清洁，不主张用微波炉或热水加温。

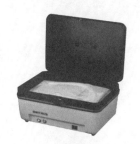

加温袋

（3）外接短管：外接短管是一种无菌的连接腹透液和腹透管的导管，必须半年更换，疑是污染或污染时必须立即更换。更换外接短管，注意消毒及戴无菌手套。

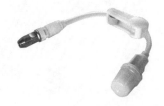

外接管

（4）消毒液：消毒液的作用是对患者出口处、注射部位消毒。消毒液注意有效期，不用时需将盖子旋紧。

（5）计重秤（弹簧式或电子式）：对每次灌入腹腔的透析液以及排出液均需进行称重，准确记录出入量。

（6）碘伏帽：腹膜透析过程中用于外接短管和透析液分离后保护外接短管的一次性用品。包装内成无菌状态，原则上一次性使用。

碘伏帽

（7）其他物品：蓝夹子、无菌敷料、生理盐水、血压计、口罩、体重计、紫外线灯、挂钩。

9. 居家腹膜透析怎样进行环境布置?

（1）换液场所和家具保持清洁，采用湿布除尘，室内不要堆置多余杂物，每次换液前需进行房间空气消毒（紫外线照射 20 分钟）。有条件也可安装空气净化装置。

（2）换液区可置于自然光线充足的位置；操作台上方可安装紫外线灯（达到消毒的辐射面积可参考说明书），每天照射 2 次，每次 5～20 分钟（根据说明书提供），对于腹膜透析治疗用品的外部可用紫外线灯进行消毒。应用紫外线灯时注意：①安装的高度，应在 1.8～2.0 m 以内；辐射在 1.5～2.0 m 宽；②紫外线对人体有损害，所有人员必须离开；建议开关为遥控或定时装置；③紫外线灯管有使用寿命，需记录使用时间。

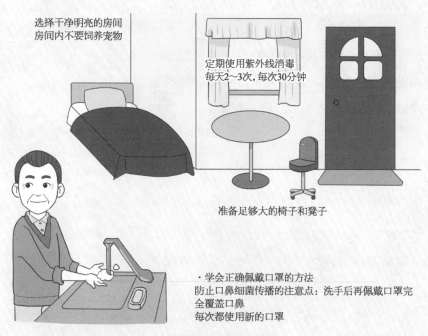

选择干净明亮的房间
房间内不要饲养宠物

定期使用紫外线消毒
每天2～3次，每次30分钟

准备足够大的椅子和凳子

·学会正确佩戴口罩的方法
防止口鼻细菌传播的注意点：洗手后再佩戴口罩完全覆盖口鼻
每次都使用新的口罩

家庭腹膜透析基本环境

（3）操作时应戴口罩；操作时应避免人员走动，关闭门窗，停止使用风扇。

（4）各种消毒用品（消毒纱布、棉签、消毒液、消毒手套等）置于消毒周转箱内，周转箱每周用消毒液清洗一次并晾干。定期检查消毒物品是否过期。

（5）居家腹膜透析家庭不养宠物。

（6）腹膜透析操作台抹布要专用固定，定期消毒；地面清洁时先吸尘，再拖地，防止灰尘上扬；空气质量下降时，注意不要开窗；换液区与卧室在同一房间时，注意铺床的时间。

（7）要有足够的场所放置腹膜透析所需物品，堆放腹膜透析液应选择干燥、干净、整洁的地方，堆放架离地面 10 cm 左右；操作台上除了腹透用品，不堆放其他杂物。

10. 腹膜透析患者应该注意哪些个人卫生？

（1）操作前必须按照六步法洗净双手，剪短指甲，操作时戴口罩，外出归来洗手、换鞋、换衣，外衣不悬挂在操作室。

（2）勤晒、勤换被子，建议 10～14 天更换一次，腹带定期更换清洗，勤换内衣，不穿紧身衣裤。

（3）注意饮食卫生，不吃不洁食物，特别像醉螺、醉蚶、隔夜变质饭菜、腐烂水果等，保持大便通畅。

（4）注意洗澡方法。

11. 腹膜透析患者怎样进行手卫生的自我管理？

认识洗手的重要性：我们的手上每时每刻都有细菌，特别是指甲缝和手指之间。洗手时需使用有抗菌成分的洗手液。认真洗手可以减少手上细菌的数量，减少腹膜炎以及其他感染的机会。洗手不彻底、手卫生状况差是导致腹膜透析相关性感染的重要原因。

洗手的方法：第一步，湿润双手涂抹抗菌洗手液，掌心相对，手指并拢互相揉搓；第二步，手心对手背沿指缝相互揉搓，双手交换进行；第三步，掌心相对，双手交叉沿指缝相互揉搓；第四步，半握拳放在另一手掌心旋转揉搓，双手交换进行；第五步，一手握另一手拇指旋转揉搓，双手交换进行；第六步，将五个手指并拢放在另一手掌心揉搓，双手交换进行。洗手时间应该达到3分钟，使用清洁流动水，彻底冲净后，用一次性纸巾擦干并不再接触其他物品（注意关闭水龙头时需用纸巾或用手肘关闭）。

◉ **整个过程持续时间：90～120 秒**

0 淋湿 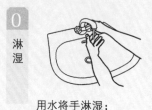 用水将手淋湿；	**1** 涂洗手液 取适量洗手液以涂满整个手部；	**2** 洗手掌 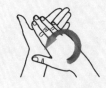 双手掌心相互揉搓；
3 洗背侧指缝 右掌心覆盖左手背，十指交叉揉搓，双手交换进行；	**4** 洗掌侧指缝 双手掌心相对，十指交叉揉搓；	**5** 洗指背 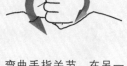 弯曲手指关节，在另一只手掌心旋转揉搓，双手交换进行；
6 洗拇指 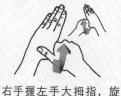 右手握左手大拇指，旋转揉搓，双手交换进行；	**7** 洗指尖 右手五指并拢贴于左掌心，正反方向旋转揉搓，双手交换进行；	**8** 洗手腕 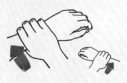 螺旋式擦洗手腕，双手交换进行；
9 清洗 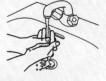 用水清洗双手；	**10** 擦干 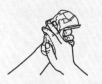 用一次性擦手纸（不能是卫生纸）擦干双手；	**11** 关水 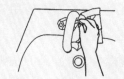 使用纸巾垫着关掉水龙头。

12. 腹膜透析患者洗澡时怎样自我护理？

（1）以淋浴为好，不建议盆浴，更不能泡澡和游泳。

（2）洗澡前去除纱布，观察出口处有无红肿、渗液。

（3）洗澡时以人工肛门袋保护出口处，淋浴后立即消毒出口。

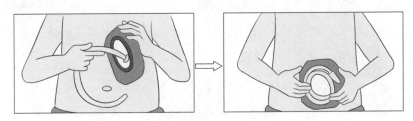

腹透伤口洗澡时的保护

（4）洗澡时应从上到下，可用具有抗菌成分的沐浴液或肥皂，洗浴用品最好单独使用，避免与家人混用；冲洗时防止污染出口；擦干伤口周围的毛巾要高温（煮沸）或含氯消毒液（84 消毒液）浸泡后清洗；擦干全身后，除去伤口保护袋，再用消毒液消毒，然后用无菌敷料保护。

（5）更换干净全棉内衣。

13. 腹膜透析患者的饮食特点有哪些？

（1）限制水、盐的摄入：水的摄入应根据每天的腹透总脱水量＋前一日尿量＋500 mL 来定。如果脱水量＋尿量在 1 500 mL/d 以上，无高血压、水肿等，可以正常饮水；如脱水量＋尿量小于 1 000 mL/d，要限制进水量。食盐的摄入量为 3～4 g/d。

（2）蛋白质的摄入：合理补充腹膜透析丢失的大量蛋白质及营养成分是关键。由于腹膜透析每天丢失 5～15 g 的蛋白质，所以每日必须补充相应的优质蛋白质，蛋白质摄入量为 1.2～1.5 g/kg/d，其中 50% 以上为高生物价的优质蛋白质，如鸡蛋的蛋清、牛奶、瘦肉、鱼肉等。

（3）钾的摄入：由于腹膜透析为持续清除，腹膜透析患者可以比血液透析患者饮食开放，是否需要控制饮食中钾的摄入及控制程度要参考自身钾的水平。

（4）磷的摄入：腹膜透析对磷的清除不充分，加之高蛋白饮食较难控制磷的摄入，在医生的医嘱下，可服用磷结合剂。磷结合剂应随餐服用。

（5）适当补充维生素和微量元素：腹膜透析时水溶性的维生素随透析液被清除，长期腹膜透析患者应补充水溶性维生素；另应补充微量元素锌和铁剂。

（6）多食富含丰富纤维素的食物（如全麦面包、糙米和高纤维素的麦片），这样可以避免便秘，便秘可在腹膜透析患者中增加感染风险。

（7）在饮食中还须注意导致营养不良的可逆因素，如透析液灌注腹腔应避免进食时间，2 000 mL 透析液进入腹腔，横隔抬高，影响患者食欲；铁剂应用时可引起恶心、呕吐，所以铁剂应在餐后或餐中服用。

14. 关于每日腹膜透析与治疗相关的自我管理有哪些？

（1）每日同一时间（如晨间排空大小便、早餐前、排空腹透液、穿相同的衣服）测体重。

（2）自测血压，注意同一时间、同一部位、同一血压表。

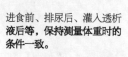
进食前、排尿后、灌入透析液后等，保持测量体重时的条件一致。

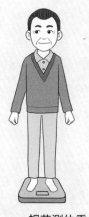
规范测体重

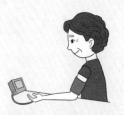
保持测定时间等条件的一致性。

（3）每日测量体温、心率。

（4）观察每次透析液颜色（是否透亮、有无絮状物、血性），伤口局部有无红、肿、热、痛。

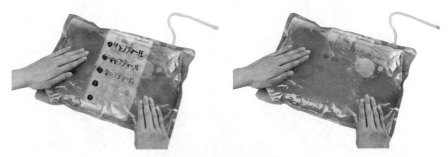

观察透出液颜色（透亮）

（5）每日每次观察腹透液进出量并记录。

（6）记录观察大小便以及其他排泄和进入量。

（7）建立记录本，将上述内容进行每日总结。

15. 居家腹膜透出液怎样处理？

腹膜透出液引流至引流袋，用专用剪刀剪开，将废液倒入厕所马桶，小心液体飞溅，然后用水冲去；腹透液软袋扔进垃圾桶。如果患者有肝炎（甲肝、乙肝、丙肝）或其他传染病，透出液倒入马桶后加入漂白粉浸泡后冲去；软袋用10%漂白粉浸泡30～60分钟后处理。

16. 腹膜透析治疗期间有哪些状况需要立即就诊和咨询？

发现下列情况和症状应立即去所在医院就诊：

（1）发热、畏寒、腹痛、透出液浑浊。

（2）隧道口、出口、局部皮肤出现红、肿、热、痛、有渗出液。

（3）血压不稳定，过高或过低。

（4）胸闷、气急、心慌、咳嗽、不能平卧、下肢水肿；头晕、头痛、眼花、心率加快、出汗、口干等。

（5）体重增长过快、体重下降过多。

二、 腹膜透析操作与自我护理

1. 腹膜透析置管前后怎样自我护理?

（1）了解相关信息和方法，并积极配合，知情同意并签字。

（2）配合皮肤准备、局部清洁、更衣。

（3）置管后出现排气现象后方能进食易消化食物，保持大小便通畅。

（4）心理调整，缓解紧张情绪。

（5）观察导管出口处并护理：①更换敷料，保持伤口干燥清洁；②避免牵拉腹膜透析管；③不可用手搔抓出口处周围皮肤，防止破溃造成感染；④术后2周以内及伤口感染期或延迟愈合期，不宜进行淋浴；⑤使用腹带对导管进行固定保护，注意腹带的清洁和干燥。

（6）适当运动，伤口拆线后可适当进行体育锻炼以不感疲劳为宜。出院后根据自己的身体情况，逐渐增加运动量。不要从事剧烈的、增加腹压的竞技、搏斗性的项目。可进行散步、慢跑、打太极拳等。注意在进行体育锻炼前要妥善固定好腹透管。

（7）术后2周后（紧急情况除外）由医护评估后可进行腹透治疗。

2. 治疗初期怎样护理?

（1）腹膜透析护士通过评估后按照程序将腹透液灌入腹腔。腹透液从500～1 000 mL逐渐过渡到2 000 mL。

（2）刚灌入腹透液感觉腹部饱胀与不适，随着时间推移会逐渐适应。

（3）评估患者生活规律、工作学习状况、病情、家庭状况、患者意愿选择一种适合该患者的腹膜透析方法。如：①持续性非卧床腹膜透析（continuous ambulatory peritoneal dialysis ，CAPD）；②间歇性腹膜透析（intermittent

peritoneal dialysis，IPD），治疗期与腹腔排空期交替；③连续循环性腹膜透析
（continuous cyclic peritoneal dialysis，CCPD）；④ 夜间间断性腹膜透析
（nocturnal intermittent peritoneal dialysis，NIPD）。

3. 腹膜透析换液的步骤和流程是什么?

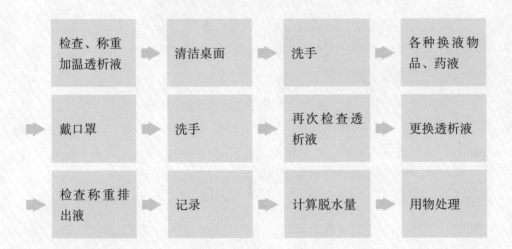

腹膜透析换液操作流程

1　**环境准备：**确认换液环境的卫生（关上门窗、风扇、空调、换液前 30 分钟不能打扫
房间等；不能种植物、养宠物、有条件可先进行紫外线消毒，用 84 消毒
液擦拭操作桌面）
物品准备：碘伏帽、腹透液（确认浓度、规格、有效期，并称重、加热至 37 度）、
口罩、计时器、称重器、腹透液加湿器（干式加热法）、输液架或
挂钩
个人准备：戴口罩、并使用 7 步洗手法洗手，推荐使用醋酸氯己定抗菌洗手液

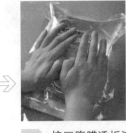 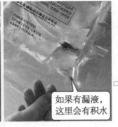

如果有漏液，这里会有积水

2 挤压腹膜透析液主袋，如发现透析液有漏液现象或外包装封口不完整，请更换新的腹透液

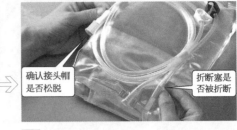

确认接头帽是否松脱

折断塞是否被折断

3 用手撕开外包装袋，再次确认腹透液接头帽黄色表示葡萄糖浓度为 1.5%

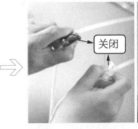 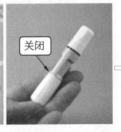

关闭　关闭

4 关闭蓝色管路夹、白色管路夹，并确认外接短管的关闭

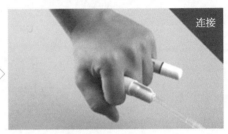

连接

5 将外接短管、腹透液 Y 形接头帽夹在左手的手指间（以右手习惯者为例）

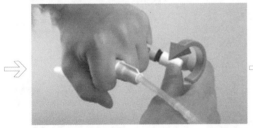

6 拧下碘伏帽（请注意保持外接短管接头朝下）

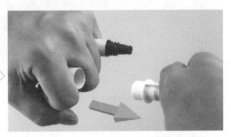

7 拉开 Y 形接头（请注意保持外接短管接头朝下）

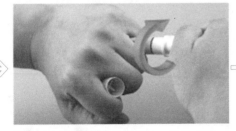

8 迅速对接到外接短管上，旋转拧紧

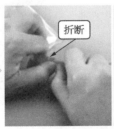 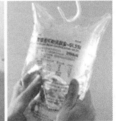

折断

9 折断橙色折断塞，将腹透液悬挂，将引流袋放置低位

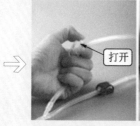 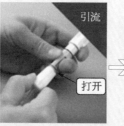

10 1. 打开白色管路夹，
2. 打开外接短管，开始引流

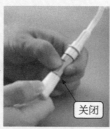 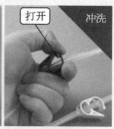

11 引流结束后，1. 关闭外接短管，
2. 打开蓝色管路夹开始冲洗 5 秒钟

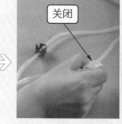 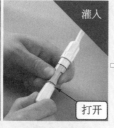

12 冲洗完成后，1. 关闭白色管路夹，
2. 打开外接短管开关，开始灌入

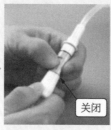 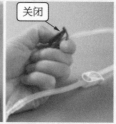 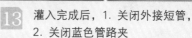

13 灌入完成后，1. 关闭外接短管，
2. 关闭蓝色管路夹

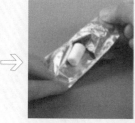 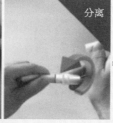 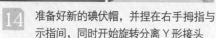

14 准备好新的碘伏帽，并捏在右手拇指与
示指间，同时开始旋转分离 Y 形接头

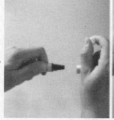 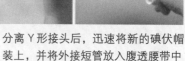

15 分离 Y 形接头后，迅速将新的碘伏帽
装上，并将外接短管放入腹透腰带中

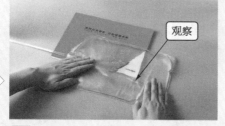

16 在引流液下方垫一本书，透过引流
袋观察确认字是否可以看清，称量
腹透液，并记录

腹膜透析换液操作流程可张贴在腹透间墙面上

4. 居家腹膜透析培训流程是什么？

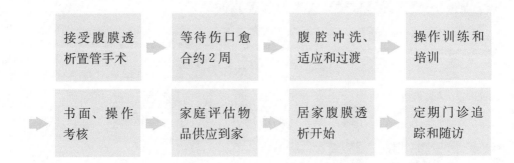

接受腹膜透析置管手术 → 等待伤口愈合约2周 → 腹腔冲洗、适应和过渡 → 操作训练和培训

→ 书面、操作考核 → 家庭评估物品供应到家 → 居家腹膜透析开始 → 定期门诊追踪和随访

5. 腹透导管及导管出口处怎样自我护理？

（1）养成良好卫生习惯，必须洗手后才可进行导管护理。

（2）每天检查并定时清洁导管出口处，随时保持出口处干燥、清洁，妥善固定，避免牵拉。

（3）如有局部红、肿、热、痛、渗出物、肉芽肿等应立即到专科就诊。

（4）避免公共泳池游泳、泡澡，淋浴后立即处理导管出口。

（5）穿宽松衣裤，避免压迫出口处。

（6）防止尖锐物品如剪刀、别针靠近导管。

（7）禁止未经医生同意在出口处随意涂抹药膏药物。

（8）每天每次更换透析液及换药前，应确认连接是否密合，检查导管是否破损，如有异常立即停止透析，及时返院进行处理。

三、居家腹膜透析常见并发症与自我护理

1. 腹膜透析常见并发症有哪些？如何自我护理？

（1）腹膜炎：腹膜炎是腹膜透析常见的并发症之一，据报道，反复感染的腹膜炎是腹膜结构改变、腹膜透析失败、腹膜透析患者退出的首要原因。常见原因有操作不当、卫生习惯差、透析液污染、导管出口皮肤感染、隧道感染以及肠道的革兰氏阴性菌感染通过肠道进入腹膜如腹泻等。

腹膜炎的预防：①腹膜透析自行操作必须经过专业培训、评估、考核；②严格无菌操作，保证安全准确的洗手方法，保持操作时环境干净整洁，准确配戴口罩；③按步骤操作，勿自行简化；④确实做好导管出口处护理，避免导管出口感染；⑤及时观察引流液的量、颜色、是否浑浊、通畅等；如出现腹

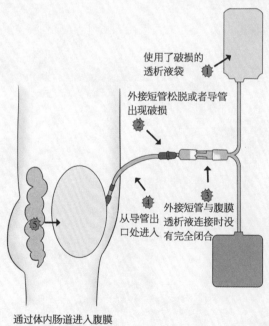

使用了破损的透析液袋 ❶

外接短管松脱或者导管出现破损 ❷

外接短管与腹膜透析液连接时没有完全闭合 ❸

从导管出口处进入 ❹

通过体内肠道进入腹膜 ❺

不让细菌进入腹腔极其重要。
原因 ❶❷❸，进行正确的腹膜透析操作。
原因 ❹，对导管出口处进行日常清洁消毒。
原因 ❺，保持排便畅通。
不要轻视便秘，及时与医疗机构进行咨询。

腹膜炎常见原因

痛、发热、透出液浑浊应立即留取标本，及时就医；⑥避免便秘，保持大便通畅，以防肠腔内的毒素向腹腔扩散。

腹膜炎的自我护理： ①一旦怀疑感染应立即带上放出的浑浊的腹透引流液来院做腹膜透析液常规及培养；②如腹膜透析液较浑浊，可在每天透析前用腹膜透析液冲洗腹腔减少毒素，减轻腹痛症状；③将持续性非卧床腹膜透析（CAPD）改为间歇性腹膜透析（IPD），除白天使用加有抗生素的腹膜透析液外，夜间干腹；④观察腹痛、发热、引流情况，如症状未好转，可根据医嘱，静脉使用抗生素；⑤对反复发作、久治不愈及真菌性腹膜炎，应听从医嘱及时拔管或更换腹透管。

（2）营养不良：据报道，腹膜透析过程中有 40%～70% 患者存在营养不良，营养不良直接影响患者预后。

营养不良常见原因： ①摄入不足，透析不充分引起氮质代谢产物蓄积引起恶心、厌食；②丢失，腹膜透析时蛋白质和氨基酸丢失过多，腹膜炎时蛋白质流失增加。

营养不良自我护理（详见本章一 腹膜透析基本概念与自我护理第 13 腹膜透析患者的饮食特点有哪些？）。另外腹膜透析患者饮食护理中应注意去除影响食欲、导致营养不良的可逆因素和药物。如腹膜透析液灌入腹腔，抬高横膈引起患者腹部饱胀、食欲下降，患者餐前将腹膜透析液引流 500 mL 左右出来，餐后 30 分钟再灌入腹膜透析液，改善腹腔饱满。铁剂治疗贫血时可引起恶心、呕吐，指导患者服用铁剂应在餐后或餐中服用，可减轻不良反应。

（3）透析液渗漏：透析液在腹腔存留会造成腹腔压力增加，导管周围皮肤感染、导管牵拉、隧道感染、腹膜炎都会引起透析液渗漏。

预防和自我护理： ①置管手术后宜平躺或半卧位；②咳嗽时要按住腹部，减轻腹压；③避免增加腹腔压力的活动，如举重物、抱小孩，下蹲擦地等；一定需要抱小孩，可以先排掉腹腔内 50% 或全部透析液；④控制体重，避免过度肥胖。

契机	行动	结果
行动前的状况是怎样的?	是怎样的行动?	造成怎样的结果?

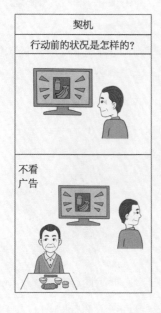 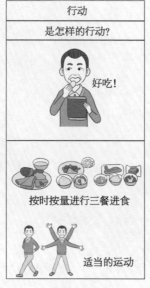 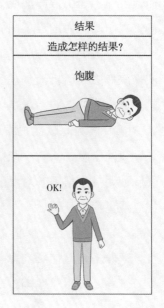

控制体重

（4）引流不畅：导管扭结、管夹未打开、透析液中有纤维蛋白或血块堵塞、便秘、导管移位等是引流不畅的常见原因。

预防和自我护理： ①检查导管、管夹；②改变体位，挤压透析管或袋子；③使用缓泻剂，保持大便通畅；如有纤维蛋白或血块，可以咨询医护人员，在透析液中加入肝素或尿激酶；④疑是导管移位，应立即就诊，适当增加活动，可向下爬楼梯或原地踮脚等活动促进导管复位。

（5）腹痛：是腹膜透析最常见的不适，因为患者刚开始腹膜透析不适应；透析液温度太高或太低；腹膜炎。

预防和自我护理： ①早期腹痛腹胀，可以在进液和排出液体时减慢速度；如果感觉腹痛厉害可以适当减少腹腔透析液留腹量；②注意加温温度；③如腹痛难忍，可试将透析液放出部分，观察有无浑浊，如浑浊、发热、腹疼，疑为腹膜炎，应立即就诊。

（6）导管出口处及隧道感染：导管出口处皮肤出现红、肿、热、痛、有分泌物及肉芽肿等应及时就诊，警惕出口处感染以及隧道感染。

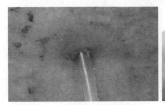
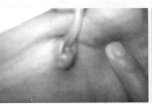
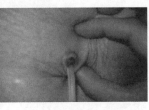

发红 ① ②
出口处周边皮肤发红，
偶尔伴随有疼痛

液体渗出 ③ ④
将导管向上提起，
有液体从出口处渗出

肉芽肿 ⑤
出口处深处的皮肤出现
肉块

导管出口隧道感染

　　预防和自我护理： ①养成良好的卫生习惯，规范洗手后才能进行操作；②每天观察清洁导管出口处；③保持导管出口处的干燥，准确固定，防止牵拉；④避免游泳及泡温泉，洗澡时注意导管出口处的保护，发现渗漏、红肿、有分泌物应及时就诊。

2. 反复腹膜炎的预后是什么？

　　近年来随着腹膜透析技术和管理质量的提高与发展，腹膜透析患者的生存质量和生存率不断改善，但是腹膜炎仍是腹膜透析技术失败，导致腹膜透析中断改为长期血液透析的主要原因。严重持久的腹膜炎导致腹膜结构和功能的改变，最终可能导致腹膜功能衰竭甚至患者死亡。及时规范的诊断治疗有助于减少腹膜炎的发生、得到尽快治疗，恢复患者腹膜功能。

3. 如何观察透出液的颜色？

　　正常状态下透出液是清澈、透明、稍有浅黄色，出现下列状况应引起关注：①浑浊，如乳白色或淘米水色，应注意是否有感染征象；立即与医生护士联系，注意有无伴有腹痛，并留取标本；②血性色，早期出现血性色，与刚手术后有关；如反复出现血性，且颜色加深，注意是否腹腔内膜损伤；女性排卵期及月经期也会出现血性色；有些患者感染伴有腹膜炎，出现血性透出液；对于运动后出现的血性透出液，则应减少运动；③絮状沉淀物、白色纤维块、云雾状血块形成原因不明。有报道，糖尿病或腹膜炎患者出现较多，可联系腹膜透析护士，排除感染后，在腹透液中加入肝素。

4. 居家腹膜透析患者常见症状和原因是什么？怎样自我护理？

腹膜透析大多通过培训考核在家自行操作，对于透析中的常见症状的出现、原因须知晓，并提升自我护理能力，如无法自行解决，应求助相关医疗机构。

常见症状	原因	自我护理
高血压	未按医嘱服用降压药；水钠潴留、脱水少；睡眠不足、失眠；饮食控制不佳等	按时服药；每天监测血压；监测脱水量，达到理想的干体重；脱水不足，可增加葡萄糖浓度或增加透析次数；高血压难以控制及时就医；准确记录出入水量；注意情绪稳定
低血压	高糖（2.5%～4.5%）透析液使用中脱水过多；降压药过量；出量大于进量等	卧床防跌倒；停止高糖透析液；调整降压药；适当补充液体
腹痛、腹胀	透析液温度过冷、过烫；透析液葡萄糖浓度高刺激腹膜；腹膜炎的相关症状	用恒温器加温；注意葡萄糖浓度；严格检查透析液有否漏袋、污染；鉴别相关的腹膜炎早期症状，早期发现、早期治疗
便秘	腹腔透析液的存留会使腹腔压力增大，肠蠕动降低，造成便秘；便秘造成透出液排出不畅而腹压增加、肠蠕动减少，造成便秘	养成定时排便习惯；增加运动；增加纤维素食物；严重便秘者可应用缓泻剂
头痛、头晕	高血压；低血压；失眠、睡眠不足；心情抑郁	每天监测血压，必要时求助医疗机构；放松心情，保持愉悦，必要时心理干预

常见症状	原因	自我护理
恶心、呕吐	毒素残留，清除不足；腹腔透析液的存留导致食欲不佳；电解质紊乱（酸碱、钾、钠离子）；肠蠕动降低，造成便秘等	按医嘱充分透析；腹胀影响食欲，可进食前适当放掉少量液体；随访电解质，注意酸碱、钾、钠离子平衡；保持大便通畅
胸闷、气急、心率加快	贫血；脱水不足、水肿、水钠潴留增加心脏负担；高血钾、低血钾或酸中毒	积极治疗贫血，按时应用促红素和铁剂，补充高蛋白饮食；严格出入水量，注意干体重变化；观察电解质特别是钾的变化；心前区不适，心率加快或胸闷气急应及时就诊
头晕、大汗淋漓、全身湿冷、心慌	与低血糖相关；未按时进食；胰岛素剂量搞错	疑是低血糖可立即补充糖分，如巧克力、糖水等；应用胰岛素前须仔细核对；按时饮食；外出时携带糖块和巧克力，以备紧急状态应用

5. 长期腹透患者高脂血症和肥胖的原因是什么？

透析液中含有葡萄糖，患者未进行很好的饮食控制以及运动量减少，是造成患者高脂血症和肥胖的主要原因。预防方法有戒烟戒酒、少吃或不吃含高糖分及高脂食物，如油炸食物、甜食（奶油蛋糕）等，控制体重，增加运动，必要时听从医嘱应用降血脂药物。

6. 60岁伴有糖尿病的终末期肾病患者，腿脚不便，请问选择腹膜透析还是血液透析？

建议可选择腹膜透析，优势为：①因为年龄已经60岁，腹膜透析的血流动力学较少受到影响，减少了心血管并发症；②腹膜透析可以清除较多的中大分子物质；③不使用抗凝剂，降低了眼底出血和脑出血的危险；④透析液中加入胰岛素，达到治疗糖尿病控制血糖的目的；⑤能保护残余肾功能，控制高血压；⑥通过培训可在家中自己操作，腿脚不便，减少了每周3次往返医院的烦恼，生活能合理安排。

7. 腹膜透析患者体育锻炼应该注意哪些？

众所周知体育锻炼能增强体质，维持健康，对于透析患者也同样适用。腹膜透析患者体育锻炼要注意哪些呢？①避免增加腹部压力的锻炼，如举重、下蹲等；②避免游泳、踢足球；③比较适合的锻炼如散步、小跑步、篮球等；④可从事力所能及的家务劳动。

8. 居家腹膜透析患者怎样进行药物配置？

居家腹膜透析患者每月需在腹膜透析门诊进行随访：①随访时带好居家透析资料，如腹透记录本：每天透析次数、方法、脱水量、血压记录、用药情况等；②就诊前一天晚上建议空腹，以便就诊需要检测血液生化以及肾脏功能；③疑是腹疼、腹膜炎，请携带透出液标本；④清点家里的药物，及时配置腹透液、消毒液、连接管等，以便厂家送达，并注意药物的有效期；⑤居家腹膜透析液存储于干净、干燥、避免阳光直射、离地面墙壁 10 cm 的位置，未使用前请不要打开药物的外包装，避免污染。

第五部分

终末期肾病的治疗
肾脏移植与自我护理

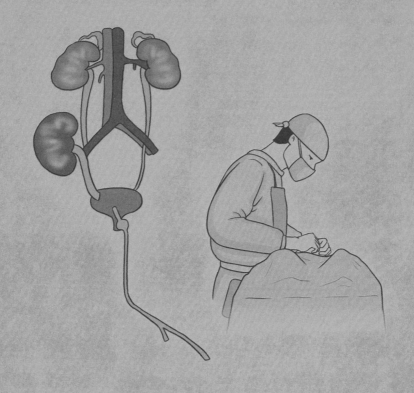

1. 什么是肾移植?

肾脏移植术是终末期肾病患者主要治疗方法之一。是利用手术的方法将亲属活体肾脏或非亲属已逝者捐赠者的肾脏，通过血型和组织相容型配型植入受赠者体内，代替原有的肾脏功能。

2. 哪些患者能接受肾脏移植术?

原则上慢性肾脏病引起不可逆的肾功能衰竭患者均可考虑肾移植治疗。但因供肾来源有限，患者原发肾疾病性质、年龄、免疫状态和能否耐受手术和术后免疫抑制剂治疗等均影响肾移植效果，仍宜进行选择。

（1）年龄：有文献报道移植年龄在 10～55 岁最为合适，但理想的移植受者为青壮年慢性原发性肾脏病患者。

（2）慢性肾小球肾炎、慢性肾盂肾炎、间质性肾炎、先天性肾脏疾病（如多囊肾、先天性孤立肾）等引起的尿毒症。也可为非肾脏病引起的如终末期糖尿病肾病、系统性红斑狼疮（无活动性病变）引起的肾病，双肾肿瘤患者手术以后 3～5 年无复发者。

（3）不存在活动性感染、不存在活动性肝炎及肝功能异常、不存在未获控制的出血性疾病、不存在未获控制的心功能衰竭和肺功能衰竭、不存在精神异常的终末期肾病患者。

3. 肾脏移植前为什么要进行配对? 方法有几种?

为了避免和减少肾移植后发生排斥反应，取得肾移植的成功和移植肾的长期存活，移植前必须进行血型、淋巴细胞毒试验、人类白细胞抗原（HLA）

和群体反应抗体（panel reactive antibody，PRA）等多种配型。

血型要符合输血原则：O 型接受 O 型，B 型接受 B 型和 O 型，A 型接受 A 型或 O 型，AB 型可以接受 AB、O、A、B 型。

血型	能接受何种血型的肾	能捐给何种血型
O	O	O、A、B、AB
A	A、O	A、AB
B	B、O	B、AB
AB	O、A、B、AB	AB

肾移植要求受者血清与供者淋巴细胞的淋巴细胞毒试验阴性，即淋巴细胞毒试验的细胞杀伤率要小于 10%（即阴性），10%～15% 为弱阳性，大于 15% 为阳性。

肾移植前群体反应性抗体（panel reactive antibody，PRA）水平高低，可分为未致敏（PRA 0～10%）、轻度致敏（PRA 10%～50%）、中度致敏（PRA 50%～80%）和高度致敏（PRA>80%）。致敏性和肾移植急性或超急性排异反应的发生、移植物功能延迟恢复和移植物存活时间等有关。PRA>80% 的阳性受者一般认为是移植的禁忌证；PRA>50% 的阳性受者要采取一定治疗处理以降低其致敏性。HLA 抗体阳性受者术前一定要进行交叉配型。

肾移植存活与供受者间组织相容性及供肾质量直接有关。作为供者，年龄不宜超过 50 岁，身体状况良好，无传染病、高血压、恶性肿瘤、无肾炎及其他肾脏病变，防止致敏性和肾移植急性或超急性排异反应的发生。

4. 谁是理想的捐肾者？

移植肾的存活与供受者间组织相容性及供肾质量直接有关。选择供者以活体同卵孪生最佳，其次为异卵孪生、兄弟姐妹、父母、血缘相关的亲属及无血缘关系的尸体供者。

（1）活体供肾条件：①近亲间自愿供肾；②年龄在20～60岁；③证实身体健康；④无乙型或丙型肝炎；⑤肾动脉和静脉、尿路X线造影（或CT-A、MRI检查）均无异常。

（2）尸体供肾条件：①除颅脑外伤、脑血管急性病变外，无其他全身性疾患；②年龄在16～60岁；③临床死亡时间最好不超过30分钟，最多不超过60分钟；④供肾者无传染病如肝炎、艾滋病和肾炎。

活体肾与尸体肾移植均应通过专业伦理委员会评估裁定。

5. 亲属捐肾有危险吗？

肾脏的代偿功能是很好的，有报道先天性的"孤立肾"患者能够永久生存，对一侧肾肿瘤切除的患者，仍可永久生存。

对亲属捐肾者以自愿原则，但捐赠者须健康，没有高血压、糖尿病、肿瘤、传染病，没有精神负担，进行医学配对和评估，可以降低危险。

6. 患者在肾脏移植前需做哪些准备？

（1）心理护理：当决定接受肾脏移植术时，患者应接受相关的肾移植术前、术后的心理指导，了解相关的基本知识。这有利于减少对手术的恐惧和不安，使患者有一个良好的情绪和心理准备。

（2）手术前1天进食易消化、少渣食物，以防止术后腹胀。术前6～8小时禁食，以防止术中、术后呕吐；备皮、定血型、备血，术前检查全身有无隐匿性感染灶；患者学会床上大小便。

（3）条件许可，术前一日行透析，使患者内环境处于最佳状态，并确保干体重及电解质在正常范围内。

（4）其他准备：测身高、体重，术前根据医嘱给服免疫抑制剂，以做抗排斥诱导治疗。

（5）做好个人卫生清洁工作，协助做好病房清洁消毒工作，如剪短指甲、洗澡、头发及皮肤准备，个人便器、痰杯及必备生活用品消毒清洁等。

7. 肾脏移植术后怎样护理和自我护理？

术后护理原则：观察发现手术并发症，预防感染，预防治疗急性排斥，保持出入水量平衡，观察记录病情变化，做好消毒隔离和护理相关工作。及时发现和处理早期并发症，安全度过手术的危险期。

（1）术后 3～7 天为特护期，患者应置于隔离房间。患者应取平卧位，移植侧下肢屈曲 15°～25°；术后 3 天内每小时测体温、脉搏、呼吸、血压，记录每小时尿量、颜色及每小时入液量；每日早、晚各测体重 1 次，并记录；术后一周内每日监测肝肾功能、全血分析、尿常规及电解质等生化指标；观察补液量及补液速度。

（2）观察尿量：①按时术后补液，注意晶胶体合理搭配，防止水、电解质失衡；②多尿期护理：移植肾血循环建立后 60%～70% 的患者可出现多尿，每小时可达 800～1 200 mL 以上，有些患者 24 小时尿量达 8 000 mL 左右，多尿期时要防止电解质紊乱和脱水现象；③少尿或无尿的观察与护理：肾移植术后患者尿量<30 mL/h，可称为少尿，发现尿量减少，应及时汇报医生，查找原因；④术后早期要准确记录 24 小时出入水量；作为一个肾脏移植患者，应终身观察每天的尿量的变化。

（3）接受肾脏移植患者需终身服用免疫抑制剂，但免疫抑制剂可造成患者免疫功能下降，导致各种致病因素的侵袭，包括细菌和病毒的感染。①在使用较大剂量免疫抑制剂时最好远离公共场所，如超市、网吧等，必要时戴好口罩；②皮肤表面的擦伤要及时处理，防止感染；脸部痈节等不要用手挤，防止病菌进入颅内导致全身感染；发热、咳嗽时应到相关医院及时处理，防止肺部感染；③不吸烟，不喝酒；④定时定期到手术医院进行复查，因为使用免疫抑制剂后肿瘤的发生率高于正常人群。

（4）保护好你的移植肾。由于移植的肾置放于外髂窝内，比较表浅，没有肾脂肪囊的保护，缺少缓冲作用，当你骑自行车、挤公交、开车时要注意外来的撞击，防止损伤移植肾。

（5）为了保护移植肾的功能，肾脏移植患者必须终身服用免疫抑制剂（据报道同卵双胎除外），并定期到肾脏移植专科门诊随访。患者要有足够的依从性，防止搞错剂量或者自行减药或加药。

（6）肾脏移植患者必须规避"补药"（也称免疫增强剂）的应用，如人参、干扰素、胸腺肽、球蛋白等。肾脏移植患者使用免疫抑制剂的目的是为了免疫功能处于抑制状态，使移植的肾脏比较安稳地待在体内，抑制机体对移植肾的识别和排斥，而免疫增强剂则可诱发急性排斥反应，严重时导致移植肾功能丧失。

8. 肾脏移植术后如何判断移植肾成功？

肾脏移植后的尿量改变反应移植肾的功能，当手术恢复供肾血管时，尿液会在 2～10 分钟后流出，每小时尿量为 300～400 mL，并逐渐增多，进入多尿期，有些患者 24 小时尿量达到 8 000～10 000 mL。大多数患者 48 小时后尿量逐渐减少，恢复到正常范围，24 小时尿量 1 500～2 500 mL，肌酐、尿素氮逐渐恢复正常，这说明此次移植是成功的。

9. 什么是排斥反应？

排斥反应是肾脏移植后最常见的并发症之一，除了同卵双胎之间移植不会存在排斥反应，大多数受赠者都会经历某种程度的排斥。排斥反应是受者体内免疫系统对移植肾的异体抗原的特异性免疫反应，就像对抗细菌及病毒一样，若处理及时，大部分排斥反应可逆转。

10. 排斥反应的自我认识？

认识早期排斥反应主要临床症状很重要：①不明原因发热为主，热型无规律在 38℃～39℃ 之间；②尿量减少；③体重增加；④移植肾肿胀、变硬、触痛；⑤实验室检查血白细胞、肌酐指标上升，尿肌酐清除率下降。

11. 什么是超急排斥反应？

超急排斥反应是术前受者体内已存在循环抗体导致的移植肾直接损害。一般发生于术后 48 小时之内，多发生于术中血管开放后数小时内。典型的临床表现为血管开放后肾脏很快出现血流灌注不足，失去弹性，移植肾颜色从鲜红变成紫红色，质地变软，最后变成紫黑色，泌尿停止。超急排斥应与吻合口血栓形成应相鉴别。诊断一旦成立应立即将移植肾切除。

12. 什么是急性排斥反应？

由于免疫抑制剂的日益发展，急性排斥反应的发生率已降至 20%～30%，多数发生于术后六个月之内。主要症状是突发寒战、高热、高血压、移植肾肿胀与疼痛。随后移植肾功能减退，出现排尿减少、血肌酐和尿素氮增加。但目前这种典型的 AR 的症状已很少见到。

13. 什么是慢性排斥反应？

慢性排斥反应指在术后三个月开始出现的肾功能下降；表现血肌酐升高、

蛋白尿和高血压。移植肾活检表现为肾缺血、小动脉腔变窄、动脉壁增厚、间质纤维化等。慢性排斥反应是一个逐步渐进的病理过程，目前尚无有效治疗方法。通过治疗可使 30%～50% 的病例疾病的发展受到延缓。对慢性排斥反应导致的肾功能丧失者应做肾切除，回到透析治疗。

14. 肾脏移植后需要终身服药吗？

除同卵双胎肾脏移植患者外，其他肾脏移植均需终身服用抗排斥药，也就是免疫抑制剂。

患者应该在专科医生的指导下调整药物剂量，千万不要自己随意增减。

15. 肾脏移植后饮食营养有什么特点？

（1）早期营养：肾移植术后早期营养治疗的目的是促进伤口修复。①蛋白质和热量：适当的热量供给可减少术后早期蛋白质分解代谢。根据成人肾移植饮食推荐标准，成人热量摄入为 30～35 kcal/(kg·d)；术后早期大剂量皮质激素应用的情况下蛋白摄入以 1.3～2.0 g/(kg·d) 较为合适；②碳水化合物：移植术后早期供给低碳水化合物、高蛋白饮食可以减轻库欣综合征（Cushing Syndrome）；③脂肪：一般认为脂肪含量大于总热量的 30% 较为合适；④水和电解质：肾移植术后早期水、电解质变化较快，多尿的患者要注意补充钠、磷等；⑤维生素：由于摄入减少、移植前从透析液中丢失或长期使用硫唑嘌呤，术后早期常伴有叶酸缺乏，早期适当补充叶酸可以预防巨幼红细胞贫血。

（2）后期营养：肾移植术后营养治疗的目的在于保持良好的营养状态，减少各种并发症的发生率。①蛋白质和热量：成人肾移植饮食协会推荐后期蛋白质摄入标准为 0.8～1.0 g/(kg·d)；热量的需求个体差异较大，肥胖患者应减少饮食摄入、降低体重并且增加运动；②碳水化合物：肾移植术后常规使用皮质激素、环孢素 A（CsA）易导致高血糖；若出现糖代谢紊乱，碳水化合物摄入应参照美国糖尿病协会推荐标准；③脂肪和胆固醇：高脂血症是心血管疾病的危险因素之一，由于使用皮质激素和 CsA、肥胖以及利尿剂均可导致高脂血症的发生，治疗高脂血症的关键是控制饮食，有研究表明低胆固醇饮食能降低肾移植术后血胆固醇水平；摄入富含 omega-3 脂肪酸的鱼油对降低血脂、减少心血管事件的发生有益；④钠、钾、钙、磷以及维生素 D：已有试验证实严格限钠饮食后能减少术后 CsA 所致的高血压；肾移植后期出现高钾血症主要与 CsA、ACEI 应用等有关，限钾饮食应根据定期血生化指标；皮质激素以及免疫抑制剂治疗能加重骨病，加速钙排泄，口服钙剂对部分患者有效，但高钙摄入会增加肾脏钙结石形成，故成人肾移植受者营养推荐钙摄入量为 800 mg/d，磷摄入应根据临床检验结果。

16. 肾脏移植后，居家生活有哪些自我护理要点？

（1）移植一个月以内每天测体温、血压、体重、尿量。移植 6 个月以内每天测血压、体重、尿量。

（2）术后 3 个月内应避免到公共场所，必要时戴口罩以防止感染。室内注意通风，3 个月以内可以用紫外线消毒。避免接触狗、猫、鸽等家庭宠物。

（3）平时养成良好的卫生习惯：如勤洗手、勤换内衣裤、勤晒洗被褥；注意外阴清洁，防止尿路感染；注意饮食卫生，不抽烟，不酗酒。注意保暖，预防感冒等。

（4）注意饮食护理，饮食的平衡对预防和减少免疫抑制剂引起的并发症、维持人体的健康起重要作用。免疫抑制剂长期的应用可抑制肠道钙吸收、增加排出，长期可导致骨质疏松、骨质软化，出现关节疼痛、抽筋等症状。

（5）移植处如受到外力挤压或冲击易受到挫伤，所以患者外出或活动时，应注意保护移植肾，在行走、骑车、开车时应遵守交通规则，乘车时防止扶手铁栏撞击移植肾而挫伤移植肾。平时穿宽松衣裤，避免移植肾受压。术后 3 个月内忌提重物及做剧烈的下蹲运动。

（6）慢性肾功能衰竭时由于内分泌紊乱，大部分患者因贫血、月经失调、闭经等出现精神压抑，又因长期透析，造成男性阳痿，女性性功能减退，肾移植术后可使这类患者重新获得性生活及生育能力。但性生活时注意频率和卫生，同时注意不要挤压移植肾。

（7）肾移植患者术后半年各项指标正常，无不良反应可参加力所能及的工作或适当的运动，提高自身的抗病能力，有利于提高生活质量，调整心态，有利于疾病的康复。

17. 肾脏移植后的用药护理要点是什么？

免疫系统的职责就是除去体内现存的但以往不存在的东西，对于移植的肾脏，免疫系统将其作为以往不存在的东西产生排斥反应，所以肾移植术后必须长期服用抗排斥药物，同时将终身服用。长期应用免疫抑制药会引起各种副作用，所以必须在医生指导下规范用药。

（1）应用环孢素时，不良反应有肾毒性：肾小球滤过率下降，尿素、肌酐清除率下降；肝毒性：转氨酶升高、高胆红素血症；高血压、牙龈增生等。

（2）长期应用激素可引起库欣综合征，患者出现"满月脸"、多毛等。有些患者出现这些症状时，即自行减药，出现这些症状是暂时的，随着时间的延长、病情的稳定和激素的逐渐减量，"满月脸"与多毛会逐渐减退。自行减药将导致移植肾脏的不可逆的功能丧失。在应用激素的时候要注意消化道是否出现出血症状。

（3）养成良好习惯，按时服药；不自行减药，不自行加药；有其他疾病时及时到定点医院诊治；不用对肾脏有损害的药物，如氨基糖苷类药，慎用解热镇痛药。

18. 肾脏移植后多少时间能过性生活？

肾移植术后由于全身状况的改变，特别内分泌紊乱、精神压抑、贫血等症状的改善，患者重新获得性生活及生育能力，性生活应在手术后 3 个月以后进行，早期性生活不宜太频繁，应量力而行，房事时要注意避免移植肾受压并注意卫生。

19. 肾脏移植患者能生育吗？

对于生育问题，男性患者术后生育能力不受太大的影响；女性患者如考虑生育必须在移植 3 年后通过肾科医生评估、测定移植肾功能。怀孕后免疫抑制剂应在移植医生的严密指导下服用。

20. 肾脏移植后感染的预防和护理？

感染是肾移植患者的重要并发症及死亡原因。大剂量激素的应用和免疫抑制药的应用使淋巴细胞受到抑制，降低了白细胞对细菌感染的防御能力，使患者机体抵抗力下降，这些原因使患者感染的发生率明显增加。必须针对感染的细菌选择有效的抗生素治疗。如滥用广谱抗生素，将造成正常菌群失调，出现伪膜性肠炎或霉菌感染等。预防感染必须严格消毒隔离和督促患者养成良好的卫生习惯。对严重呼吸道感染的患者必须隔离治疗。

21. 肾脏移植术后患者家属怎样进行消毒隔离？

（1）患者移植后将进行 10 天左右（根据疾病轻重、原发病等）的隔离监护。隔离区包括病室门、窗、桌椅及地面每日消毒液擦洗、通风、紫外线照射、空气培养等。

（2）严格禁止非工作人员入内，有发热感冒者不得进入隔离区。

（3）隔离期内禁止家属入室探望，携带物品需经消毒带入病室，如两人合居一室，应做好床边隔离，有呼吸道感染患者应分室隔离，以免交叉感染。

（4）患者如需外出检查、治疗等，须穿好隔离衣，戴好帽子、口罩。

（5）配合医护人员落实相关消毒隔离措施，如患者间不交叉使用物品、食具每天煮沸消毒、勤洗手、更衣、换床单等。

22. 为什么肾脏移植后容易感染巨细胞病毒（cytomegalovirus，CMV）？怎样自我防范感染？

感染是肾移植患者的重要并发症及死亡原因。大剂量激素的应用和免疫抑制药的应用使淋巴细胞受到抑制，降低了白细胞对细菌感染的防御能力，使患者机体抵抗力下降，患者感染的发生率明显增加。移植后常见感染为巨细胞病毒（cytomegalovirus，CMV）感染，有移植中心报道异体肾移植受者中 CMV 感染率超过 70%，虽然大多数病例早期无症状，但后期 CMV 发展很严重，是肾移植患者死亡原因之一。发病常在移植后 1 个月，临床特点为发热和肺部感染症状、白细胞减少、血小板明显下降。这需要足够的支持治疗，大多数患者才可以恢复。白细胞减少的患者增加了机遇性感染的机会，其他致肺部感染的病毒包括流感、副流感和其他呼吸道易感的病毒。

CMV 感染的患者必须加强消毒隔离工作，患者应置于单独的房间，改善患者通气功能、纠正低氧血症。平时一定要注意个人卫生，增强自身免疫力。

23. 我是一个糖尿病引起的终末期肾病患者，请问糖尿病肾病可以换肾吗？有什么危害吗？

近年来，由于移植技术的提升以及环孢素 A 的应用，肾脏移植患者生存率不断上升。作为原发病是糖尿病引起的终末期肾病患者，同样可以进行肾脏移植手术。

但是必须注意的是：①由于移植后需要长期使用激素，可能会影响患者的血糖，使血糖上升，血糖控制困难；②糖尿病患者免疫功能比较差，容易引起感染，加上激素治疗出现感染难以控制；③糖尿病患者晚期血管条件比较差，手术可能会受到影响；④糖尿病患者心血管并发症的发生率较高，影响患者的长期生存。

糖尿病患者进入尿毒症阶段，如果心血管并发症少、全身状况良好，仍能进行肾脏移植。

24. 女性肾脏移植患者的保健和自我护理？

女性肾脏移植患者因为生理解剖的原因，应做好下列自我保健和护理：①注意会阴部的清洁卫生，如大便后应进行会阴清洗，小便后擦洗应从前面往后擦，避免泌尿道的感染；②避免阴道冲洗及泡澡，月经期间注意准确使用卫生巾，增加更换次数；③小便如有烧灼感，尿频、尿痛、尿液浑浊，及时联系医生；④同房后应立即小便，多喝水，防止泌尿系统感染；⑤注意乳房检查，每月一次自我检查，每半年到一年进行规范检查；⑥育龄期女性移植后可以恢复性生活，但必须注意卫生以及避孕；关于生育问题应由主管医师进行全面评估。

25. 肾脏移植患者怎样运动和锻炼？

患者肾移植术后早期（指手术后2～3个月内）锻炼应注意尽量避免提重物、弯腰及影响腹肌的动作与运动。3个月后锻炼应循序渐进，持之以恒。

运动的好处：利于手术后体力恢复，早日回到工作岗位；预防服用类固醇药物引起的肌肉软弱及松弛。运动需持之以恒，运动量适中，避免剧烈运动，防止移植肾的牵拉。

第六部分

慢性肾脏病患者饮食、营养与自我护理

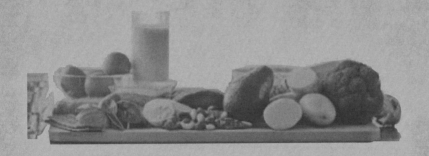

随着透析疗法的广泛开展及医疗保障的日趋完善，提高患者的生活质量和与之相关的营养管理和自我护理越来越引起广泛的关注。

饮食营养的自我护理对慢性肾脏病患者至关重要，关系到各种并发症的防治、生存率和生活质量的提高，关系到能否回归社会和有无恢复工作的体能。

血液透析或者腹膜透析患者的饮食基本都在家庭，作为患者以及家庭成员应提高饮食和营养的依从性，做好自我护理。

一、 慢性肾脏病患者饮食营养知识

1. 什么是均衡膳食？

均衡膳食是指人类理想的膳食，是多种食物经过适当搭配后，搭配出符合个体生长发育和生理状况的膳食。理论上，均衡膳食要求包含不同的营养成分，全面满足身体需要。均衡膳食包括能量的均衡和营养成分的均衡，我们从食物中摄取的能量和各种营养素能满足人体生长发育、生理及体力活动的需要，且各种营养素之间比例适宜。种类要齐全，量要适合，与身体的需要保持平衡。

2. 什么是总热量？怎样准确摄取热量？

人体的热量来源于每天所吃的食物中的碳水化合物、脂肪、蛋白质这三大类，所以简单的理解总热量就是每天摄取的碳水化合物、蛋白质、脂肪的热量值的总和。每天摄入的热量应和消耗的热量达成平衡，不能出现能量短缺，也不能出现热量多余导致囤积。准确摄取热量要考虑到基础代谢所需的热量和日常活动运动所消耗的热量，可以通过体质指数 BMI 结合活动量来计算，以下便是计算方式：

男：[66＋13.7×体重（kg）＋5×高度（cm）－6.8×年龄]×活动量

女：[65.5＋9.6×体重（kg）＋1.8×高度（cm）－4.7×年龄]×活动量

普通人的活动量一般在 1.1～1.3 之间，活动量越大数值越高，平日只坐在办公室工作的女性，活动量约为 1.1，而运动量高的人可以达到 1.3 甚至更高。这样考虑好自身条件后得出每天应该摄取的热量。同时，还应掌握好三大产热营养素的比例：即糖类占总热量的 60%，脂肪占 25%～30%，蛋白质占 10%～15%。在参考食物热量表以后，可以准确计算出所需食物量，合理安排三餐，保证膳食合理。

3. 什么是糖类？

糖类又称碳水化合物，是自然界分布最广泛的一类重要的有机化合物，主要分为单糖、寡糖和多糖，常见的如葡萄糖、蔗糖、淀粉、纤维素等都属于糖类。糖类在饮食中占有很大的比重，在人体生命活动过程中起着重要的作用。糖类不仅是人体能量的主要来源，也是各组织细胞不可缺少的组成成分，还可以与蛋白质等结合参与人体的细胞识别、物质运输和免疫调节等一系列生命活动。

4. 慢性肾脏病患者所需的蛋白质及热量如何计算？

慢性肾病患者日常需要摄取足够的蛋白质和热量，在不增加肾脏负担的前提下保证充足的营养，根据患者情况不同，需要摄取的量也有所不同。

（1）每日所需总热量：全天所需总热量的简单计算公式为总热量＝标准体重×每日摄入热能标准（30～35 kcal/kg）。成人休息状态下每日每千克体重给予热量 25～30 kcal，轻体力劳动者 30～35 kcal，中度体力劳动者 35～40 kcal，重体力劳动者 40 kcal 以上。儿童、孕妇、乳母、营养不良和消瘦，以及伴有消耗性疾病者都应酌情增加，肥胖者酌情减少。

（2）每日蛋白质的摄入量：非糖尿病肾病的患者在早期蛋白质摄入宜控制在每天 0.8 g/(kg·d)，当 GFR＜60 mL/min 时则推荐蛋白质摄入量减为 0.6 g/(kg·d)；糖尿病肾病患者出现显性蛋白尿时蛋白质摄入在 0.8 g/(kg·d)，当 GFR 开始下降后则控制在 0.6 g/(kg·d)。而进入透析的患者，因蛋白质丢失等原因，应多摄取一些蛋白质，腹透患者推荐在 1.2~1.3 g/(kg·d)，血透患者在 1.2 g/(kg·d)，要求血清白蛋白达到 40 g/L。摄取蛋白质时应注意选择一些含优质蛋白质的食品，优质蛋白量要占 50％以上，根据每 100 g 食物中蛋白质含量及自己所吃的量来计算摄入量。在确定了人体所需的蛋白质和热量后，我们可以根据科学营养分配原则，参考食物营养成分，合理分配三餐的营养，保证健康的饮食。

5. 慢性肾脏病患者可以吃豆制品吗？

因为蛋白质代谢的终产物尿素、肌酐、尿酸等含氮物质会增加肾脏负担，所以慢性肾脏病患者应减少蛋白质的摄入。但是，蛋白质是人体的基本营养物质之一，过度限制蛋白质的摄入容易引起营养不良，所以就要尽量摄入含必需氨基酸高的优质蛋白。

传统观念认为，大豆蛋白属于植物性蛋白，优质蛋白质含量低，所以应该减少食用。但事实上大豆制品的蛋白质含量高达 35％～40％，是植物蛋白里唯一类似于动物蛋白的优质蛋白质，其蛋白质中的必需氨基酸含量和比例上都接近于动物蛋白。大豆蛋白里蛋氨酸含量较低，产生的同型半胱氨酸较少，能降低肾血管损伤和保护肾小球系膜细胞。而且豆制品胆固醇含量远远低于动物蛋白，且富含不饱和脂肪酸、B族维生素、维生素 E、异黄酮等物质，对于改善脂质代谢、预防高血压等具有积极意义，有利于延缓肾病进程。对于不伴有高尿酸血症、高磷血症、高钾血症的慢性肾脏病患者，可在每天蛋白质摄入量里用豆腐、豆浆来替换一部分动物性蛋白，可能更有利于缓解病情、改善预后。对于合并高尿酸血症、高磷血症、高钾血症的慢性肾病患者，不适合吃大豆及豆制品，这是因为大豆中嘌呤、磷、钾的含量较高，会诱发痛风，加重代谢紊乱。此外，豆制品种类繁多，其中有些豆制品如腐竹、豆腐衣等在加工过程中添加了大量的盐和油，不建议慢性肾脏病患者食用。

透析患者补充蛋白质应为含必需氨基酸的优质蛋白。

6. 什么是钠盐？慢性肾脏病患者如何控制钠盐？

钠盐是指由钠离子和酸根离子化合而成的盐类，常见的如氯化钠，也就是我们日常食用的食用盐。

肾脏病患者是否要限制钠盐的摄入要视其病情而定，对处于稳定期的慢性肾脏病患者来说，水肿等症状不明显时，不必过度限制盐的摄入，注意饮食中钠盐摄入不超过 5 g/天就好。限制钠盐的摄入量主要针对的是出现水肿和高血压等症状的患者，目的是防止因摄取钠盐过多而导致水钠潴留，全身浮肿加重，导致心脏负荷加大，血压升高。透析患者每天盐的摄入量一般控制在 3～5 g，无尿患者须控制在 1～2 g。慢性肾脏病患者限制钠盐的摄入，烹调时应尽量利用蔬菜本身的味道，少用酱油、味精等调味品，菜等临出锅时撒上一点盐即可，菜肴可以在稍微放凉后再吃，避免高温影响味觉。多吃天然食品，少吃或不吃加工好的食品，尤其是咸菜、腐乳、腊肠、挂面、罐头、火腿肠等，从源头上限制钠的摄入。

7. 什么是钾盐？慢性肾脏病患者如何控制钾盐？

钾盐就是含钾离子的化合物的总称，分为可溶性钾盐和不可溶性钾盐。

大部分的钾是由肾脏排出，而慢性肾脏病患者肾脏排出钾的能力下降，钾堆积在体内容易造成血钾过高，会出现心跳缓慢、心律失常等症状，严重高钾血症导致心脏骤停而危及生命。

饮食中钾的供给量依尿量和血钾水平而定。有尿即排钾，尿量超过 500 mL 时基本不限钾或稍限钾；无尿血液透析患者每天的供钾量低于 2 g，特别是糖尿病肾病患者；无尿腹膜透析患者每天的供钾量低于 3～4 g。慢性肾脏病患者控制钾盐，要注意避免食用高钾水果，如猕猴桃、哈密瓜、草莓、香蕉等，蔬菜焯水后再炒，勿使用浓缩汤、肉汁拌饭以及含钾高的低钠盐、无盐酱油、代盐等调味品，避免饮用咖啡、茶、运动饮料等。

8. 高钾食物有哪些？蔬菜内钾离子偏高怎么办？

日常食物中钾的含量很丰富，像肉类、菜类、水果等都含有较多的钾类，米面次之，蛋类较少。常见的高钾食物包括浓肉汤、动物内脏、虾皮、鸡精、菠菜、苋菜、香菜、油菜、黄花菜、竹笋、甘蓝、茄子、番茄、黄瓜、芹菜、大葱、青蒜、莴苣、山药、芋头、土豆、香椿、空心菜、红萝卜、韭菜、菌类、豆类及豆制品、木耳、紫菜、海带、口蘑、红枣、奇异果、樱桃、葡萄干、龙眼、桃子、山楂、香蕉、榴莲、荞麦、玉米、红薯、咖啡、茶、运动饮料、干果类、巧克力、无盐酱油以及低钠盐等，食用时需要注意。

蔬菜内钾离子偏高，钾离子的特点是易溶于水，可以采取以下几个方法来降低：

（1）蔬菜切小块焯水 3 分钟后再炒，薯类切片后泡水 20 分钟再煮。如菠菜的钾 311 mg/kg，焯水后的钾下降 155～180 mg。

（2）控制含钾高的蔬菜的食用量，如深色蔬菜、根茎类、菌菇类，避免吃沙拉等生蔬菜。蔬菜放冰箱里超低温冷藏后可有效减少钾含量。

（3）炒菜时弃去汤汁，吃饭时不用菜汤拌饭。

（4）限制含钾高的水果或果汁的食用量，如果脯、山楂、枣子、新鲜桂圆、橘子、无花果、石榴等。

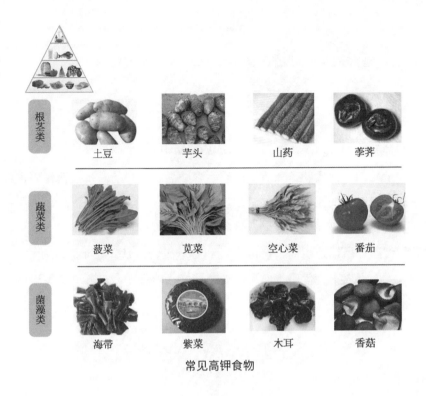

根茎类 土豆 芋头 山药 荸荠

蔬菜类 菠菜 苋菜 空心菜 番茄

菌藻类 海带 紫菜 木耳 香菇

常见高钾食物

9. 什么是高磷食物？为什么慢性肾脏病患者要限制高磷食物？

磷含量高的食物就是高磷食物，常见的高磷食物包括坚果类（花生、栗子、瓜子、核桃、芝麻、腰果、杏仁等）、全谷类（糙米、胚芽米、红豆、绿豆、薏仁、全麦面包、酵母、麦片等）、饮料（可乐、汽水、罐装饮料、养乐多等）、乳制品（羊奶、牛奶、奶酪、酸奶等）、浓汤（肉汤、浓茶等）、肉类（动物内脏、蛋黄、火腿等）等。

慢性肾脏病患者如果经常食用含磷高的食物容易引起高磷血症。高磷血症与继发性甲旁亢、钙磷代谢失衡、维生素 D 代谢障碍、肾性骨病、心血管钙化等并发症密切相关。血磷水平越高，慢性肾脏病患者的死亡风险越大，特别是心血管疾病（心绞痛、心肌梗死等）风险显著增高。所以慢性肾脏病患者要限制高磷食物，避免进食动物内脏、乳制品、坚果等。

10. 什么是含必需氨基酸的高蛋白饮食？适合哪些患者？

蛋白质由 20 种氨基酸构成，不同蛋白质所含的氨基酸种类和比例不同，其中有 9 种氨基酸人体无法合成，只能从食物中取得，叫做必需氨基酸，必需氨基酸含量高的蛋白质就是优质蛋白质。含必需氨基酸的高蛋白饮食要求保证饮食中优质蛋白质的比例和摄入量。当慢性肾脏病患者进入透析后，因为透析流失和蛋白质分解等原因，患者容易因蛋白质摄入不足而导致营养不良，影响了预后和健康。所以透析前，血透患者和腹透患者应适量增加蛋白质的摄入，并至少保证一半以上为优质蛋白质，如鱼、虾、鸡蛋、瘦肉、牛奶等，减少食用富含植物蛋白质的食物。

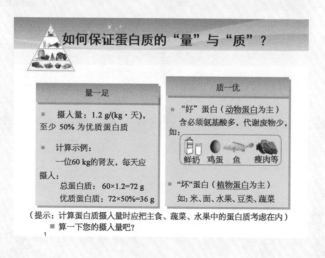

11. 什么是低蛋白质饮食？适合哪些患者？

低蛋白饮食就是限制蛋白质供给量的饮食，要求每日蛋白质摄入量约为每公斤体重 0.6 g，总量根据病情一般限制在 20～40 g/天，一般用于急性肾炎、慢性肾衰竭未进入透析期的患者和肝功能衰竭的患者。在肾功能衰竭时，肾脏排泄代谢产物的能力减退，蛋白质分解代谢的含氮物质如尿素氮等就会蓄积在血液中。低蛋白质饮食可减少蛋白质代谢产物的生成和蓄积，从而减轻残余肾单位的高代谢状态，改善肾小球的血流动力学异常，减轻肾小球的高滤过状态，延缓肾小球硬化和肾功能不全的进展。此外，低蛋白质饮食可大大减少磷的摄入，可降低血磷水平，减轻肾衰患者的钙磷代谢紊乱，减轻继发性甲旁亢。因此低蛋白饮食治疗是慢性肾衰竭患者非透析治疗的主要手段。一般只要存在慢性肾衰竭，肾小球滤过率低于 60 mL/min 就应该采用低蛋白质饮食，同时补充必需氨基酸。

12. 适合慢性肾脏病贫血患者的辅助食物有哪些？

肾性贫血除了补充重组人促红细胞生成素以外，还应注意补充造血"原料"——铁、叶酸、维生素 B_{12}，尤其应注意铁的补充，慢性肾脏病后期患者由于尿素氮、肌酐值的增高，恶心、呕吐等胃肠道症状明显，如果再给予口服铁制剂，患者往往不能耐受。因此最好的办法就是从饮食中得到补充。

肾性贫血的患者，如何"食补"呢？

对于含铁比较丰富的食物品种大家可能并不陌生，主要有动物血（如猪血、鸡、鸭血等）、动物的肝脏、红肉（猪肉、牛肉、羊肉）、红枣、黑豆（米）、枸杞、阿胶及某些绿叶蔬菜等。如果肾性贫血患者需低蛋白饮食同时伴有高脂血症，建议不用动物内脏补铁，在控制总蛋白质摄入的前提下可适当选用瘦肉类（红肉）、鸡鸭血，也可从植物性食物中摄取部分铁，如黑米、红枣、枸杞、阿胶等。

13. 高钙食物有哪些？

各类食物中钙含量较高的有乳类和乳制品（牛奶、羊奶、马奶，以及奶粉、奶酪、酸奶等）、海产品（泥鳅、虾、虾米、虾皮、贝类、海带、紫菜、海参、田螺等）、蛋黄（鸡蛋、鸭蛋、鹅蛋、鹌鹑蛋等）、豆制品（豆腐丝、豆腐干、豆腐等）、动物骨头等，部分蔬菜类（雪里蕻、芹菜、油菜、白菜、胡萝卜、香菜、芝麻、木耳、蘑菇等）、水果和干果类（柠檬、枇杷、苹果、桃脯、草莓、香蕉、枣、杏仁、山楂、葡萄干、胡桃、西瓜籽、南瓜籽、桑葚、花生、莲子、芡实等）也含有较丰富的钙，补钙的同时也要注意补充维生素D，加强对钙的吸收。慢性肾脏病患者饮食还要注意高钙低磷，但很多含钙高的食物含磷同样丰富，所以高钙饮食还应强调低磷，应禁食动物内脏如脑、肝、肾等，不食用烧鹅、海鲜、老火汤等，不喝酒，少吃南瓜籽等干果。

14. 低钙食物有哪些？

我们常吃的主食（大米、小米、小麦、玉米等）、肉类（猪肉、牛肉、鸡肉等）、大多数水果和蔬菜（西红柿、黄瓜、土豆等）含钙都较低。有些食物如植物性食物、谷类食物中含有过多的植酸和草酸，会使食物中的钙发生沉淀而减少钙的吸收，例如菠菜中草酸过高，菠菜煮豆腐，反而使豆腐中的钙不能吸收。动物骨头如猪骨、鸡骨等钙含量很高，但难溶于水，用来煲汤并不能得到多少钙质，必须适量加些醋使骨头中的钙少量溶解到汤里，才有些补钙的作用。

15. 什么食物含嘌呤高？怎样减低食物中的嘌呤？

富含嘌呤的食物主要有动物内脏（肝、肾、胰、心、脑等）、肉汤、肉酱、啤酒、贝类、沙丁鱼、凤尾鱼、鱼卵、小虾、酵母等，它们每百克含嘌呤量均高于 100 mg。此外，大部分鱼类和海鲜类（鲤鱼、鳕鱼、鲈鱼、梭鱼、大比目鱼、贝壳类等）、肉类及禽类（猪肉、牛肉、兔肉、鸭、鸽子、鹌鹑等）、少部分豆类等，每百克含嘌呤量也达到了 50 mg 以上，也比较高。

减少食物中的嘌呤量，除了少吃含嘌呤高的食物外，合理的烹饪技巧也必不可少。嘌呤在高温条件下更易溶于水，所以在加工肉类和鱼类时，可以先用沸水汆煮后再烹调，或弃汤食用，减少嘌呤的摄入。同时，不要食用久煮的老火汤等食物。

16. 高尿酸血症患者饮食有什么特点？

高尿酸血症患者营养治疗原则就是减少外源性尿酸的形成和促进体内尿酸排出，因此饮食特点是要注意低热量、多饮水，最主要的是低嘌呤饮食，即少用或不用含嘌呤高的食物。

（1）限制高嘌呤食物的摄入。动物性食物含嘌呤较高，如动物内脏、浓肉汤、鸡汤、沙丁鱼、鱼子等应限制食用，食用鱼或肉类时汆煮后弃汤食用。部分植物性食物如豆类、菜花、菠菜等也含一定量嘌呤，须适当限制。

（2）控制热量摄入。高尿酸血症患者通常较胖，肥胖是痛风的危险因素，故应限制热量的摄入，控制肥胖；但应保证充足的热量供应，防止营养不良或蛋白分解增加肾脏负担。

（3）限制脂肪摄入。因为脂肪会阻止肾脏对尿酸的排泄，特别是痛风并发高脂血症者，脂肪摄取应控制在总热量的 $20\%\sim25\%$ 以内。

（4）限制蛋白质摄入，以减少内源性尿酸的产生，以每日每公斤体重 1 g蛋白质为宜，病情严重时可限制在 0.8 g 以内。牛奶、鸡蛋因嘌呤含量低，优质蛋白质含量高，可作为蛋白质摄入的优质来源。

（5）多吃水果蔬菜，因为它们在体内代谢物多成碱性，可促使尿酸盐的溶解和排泄，同时可以补充维生素 B 和维生素 C。但像芹菜、菜花、菠菜、豌豆、扁豆及冬菇等嘌呤含量高的要注意限制食用。

（6）禁止饮酒，酒精的主要成分乙醇还能促进嘌呤分解成尿酸，同时可使体内乳酸增加，而乳酸又抑制肾脏对尿酸的排泄，使血尿酸升高。

（7）少喝浓茶、咖啡等能使神经系统兴奋的饮料，容易因失眠、心悸和血压增高而引起痛风发作。

（8）多饮水，每日摄入量可在 2 000～3 000 mL 以上，以稀释尿液，促进尿酸盐排出。当然慢性肾脏病患者肾功能下降，特别是无尿的患者，应注意饮水量以防水潴留。

17. 各种酒类的嘌呤含量不同，为什么痛风患者都不能饮用？

（1）啤酒：啤酒是水和茶之后世界上消耗最多的饮料。啤酒本身嘌呤含量不高，但它是痛风患者的"隐形杀手"。它含有大量的鸟苷酸，在经过人体肝脏代谢后会产生大量尿酸。

（2）白酒：古人曰：冬天喝一点白酒有御寒、活血通脉等作用，但白酒与啤酒一样嘌呤含量不高，但含有大量的鸟苷酸，痛风患者不宜服用。

（3）黄酒：黄酒营养丰富，俗称"液体面包"，主要成分是乙醇，但浓度很低，一般20度左右，对健康人适用，但黄酒嘌呤含量极高，不适用痛风患者。

（4）葡萄酒：葡萄酒具有多种营养，适度饮用提高人体神经系统和肌肉紧张度，含有多种氨基酸、矿物质和维生素等。葡萄酒对维持和调节人体生理功能起到良好作用，并能改善睡眠。痛风患者喝葡萄酒一定要适量、少量。

18. 慢性肾脏病患者怎样进行自我营养评估？

慢性肾脏病患者可通过日常的营养摄入和身体状况进行简单的自我营养评估。慢性肾脏病患者易出现营养不良，原因多为蛋白质热量摄入不足，表现为消瘦型营养不良。营养不良可表现为体重下降、皮下脂肪减少、皮肤干燥松弛、苍白、脱屑、弹性减低、头发枯黄易折断、免疫力和体力活动能力下降等。故患者可通过测量自己体重、皮褶厚度和上臂围等判断自己是否出现营养不良，同时留心自己的食欲变化、有无恶心呕吐等、有无合并并发症、日常的生活能力和体力变化，结合饮食状况，初步进行自我营养评估。

19. 什么是营养不良?

广义的营养不良包括营养不足和营养过剩两方面，一般常说的营养不良是营养不足引起的。

营养不良是一个描述健康状况的用语，通常是因为蛋白质或其他能量、微量营养成分等摄入或吸收不足导致的身体消瘦、免疫力下降等一系列症状。一般营养摄食不足、偏食、患有长期慢性消耗性疾病如慢性腹泻、短肠综合征和吸收不良性疾病等都会导致营养不良的发生。常见的营养不良包括蛋白质能量营养不良及微量养分营养不良。蛋白质能量营养不良是由于体内能量和蛋白质的吸收量和可利用量不足引起的；微量养分营养不良是由于身体内少量而不可缺少的一些必需营养素如维生素和微量元素等的可利用量不足引起的。长期的营养不良会影响身体功能，出现各种病症，严重损害健康。

20. 营养不良常见原因有哪些?

（1）营养物质缺乏：①摄入不足：代谢产物在体内潴留，尿毒素对消化系统的损害所产生一系列症状如恶心、呕吐、食欲减退等，使患者蛋白质、热量长期摄入不足；②在非透析治疗过程中，限制蛋白质的摄入量使得营养不良加重；③透析患者服用某些药物如口服铁剂、含铝或含钙的磷结合剂、抗生素对胃肠道产生刺激均影响食欲；④精神因素、经济问题、工作问题或家庭问题，对疾病的恐惧抑郁等均造成食欲减退，妨碍营养物质的摄取。

（2）营养物质消耗：由于营养不良易反复发生感染等并发症造成高分解代谢，增加了体内营养物质消耗。

（3）透析治疗中营养物质的丢失、透析器与回路内的残余血量丢失及透析丢失氨基酸、水溶性维生素及微量元素如锌等。

（4）透析不充分，影响营养物质摄取：透析疗法的目的是替代肾脏部分功能和清除体内代谢毒素，充分透析后清除了毒素，纠正了代谢性酸中毒及电解质紊乱，消化道症状会减轻或消失，食欲改善，营养状况好转。如果每周治疗＜10小时，透析不充分，有害物质在体内潴留，则患者症状不能得到纠正，营养状况也不能得到改善。

（5）透析的不良反应增加营养物质消耗：患者在透析中不耐症、透析失衡、血压过低均会发生恶心、呕吐并影响患者食欲，降低了营养物质的摄取。

（6）在透析治疗中透析用水质量发生变化或透析设备其他原因，患者接受治疗时患者体内产生毒性反应等问题会增加了营养物质的消耗。

21. 血液透析患者营养不良的危害有哪些？

多数横断面调查表明国外维持性血液透析患者营养不良的发生率为10％～51％，65岁以上老年透析患者营养不良的发生率高达51％，国内发病率更高，为57.14％～86％。

（1）营养不良会导致人体消瘦，干体重下降，造成患者体格发育障碍甚至是诱发各脏器病变。

（2）营养不良还可导致血红细胞合成障碍，患者出现贫血等症状，从而引发各种疾病。

（3）营养不良患者抵抗力下降，易患各种感染，如肺炎、结核病、呼吸道感染、病毒感染等。

（4）营养不良还容易造成低血糖，血糖严重低下的甚至会危及生命。营养不良可导致患者出现视力下降、注意力不集中、疲乏、倦怠、反应迟钝等症状，透析中血压下降。

（5）微量营养元素的缺乏会影响身体多种正常生理功能，引起神经、肌肉、造血、免疫等组织器官病变。常见的如维生素D的缺乏会引起全身性钙、磷代谢失常和骨骼改变。

（6）对于长期血液透析患者的治疗与营养管理不善，患者还会出现心血管并发症、透析性骨病及神经病变等。

22. 营养不良怎样自我干预?

（1）改善食欲：根据患者厌食的原因制定相应的措施。在排除器质性病变和透析不充分的情况下，鼓励少量多餐，并改进烹饪方式，如食物中添加醋、葱等以刺激食欲；对于胃肠运动减弱者，嘱其细嚼慢咽，少吃油腻，鼓励适当运动，必要时可使用胃肠动力药物；由于药物（铁剂、磷结合剂）的副作用而严重影响食欲者，建议暂停用药或减量使用；如有合并感染，则积极治疗原发灶，控制感染；龋齿或不合适的假牙，动员修补或重新做。

（2）改善情绪，保持心情舒畅：抑郁是影响食欲的重要因素，应帮助患者认识疾病的性质、血液透析治疗的目的、原理及饮食注意事项等，使患者对自己的病情做到心中有数，并理解透析饮食的重要性。鼓励长期透析的患者参加社会活动，保持良好的心理状态，以增进食欲。在保持心情舒畅的同时，经常与家属沟通，营造一个愉快的进食环境。

（3）改善胃肠道症状，充分透析，纠正酸中毒及减轻胰岛素抵抗，减少蛋白质分解代谢，是保证摄入足够营养的基础。有研究表明口服补充支链氨基酸可以改善老年维持性血液透析患者的食欲，增加饮食摄入，从而改善患者的营养状况。

（4）提高患者饮食治疗的依从性。

患者依从性是指患者的行为（如吃药、饮食或改变其他生活方式等）与医嘱的一致性，不按照医嘱行为可能带来严重的后果。饮食治疗是维持性血液透析患者综合治疗的重要方法之一，与治疗效果有密切关系。按医嘱合理进食，不仅可增强机体抵抗力，预防感染，减少复发，而且还可改善生命质量，防止并发症。从患者对治疗饮食的了解程度、饮食限制的具体内容等方面调查发现肾脏病患者饮食不遵医行为的发生率为 $33\%\sim58.33\%$，这是一个比较高的比例，透析患者的依从性简单的答复就是"我什么东西可以吃？什么东西不可以吃，什么东西需要限制？什么东西需要补充？怎样科学合理的吃？"。

有资料显示，患者对液体摄入进行自我约束、自我强化和自我监督，50%

的患者达到了预定的液体摄入目标。结论显示，认知行为疗法、饮食治疗依从性能够有效帮助患者改变他们的液体摄入行为。

23. 慢性肾脏病患者如何控制蛋白质摄入——2019最新指南观点

慢性肾脏病患者控制蛋白质摄入十分重要，一方面可以减少尿毒症毒素的产生，另一方面可起到保护肾脏的作用，推迟维持性透析治疗时间。

2019 最新指南建议：

（1）非透析的慢性肾脏病患者：代谢稳定的Ⅲ～Ⅴ期成年患者，建议在用或不用酮酸类似物的情况下，每天蛋白质摄入为 0.55～0.60 g/kg 体重。

（2）非透析的慢性肾脏病患者，如想更加严格限制蛋白质摄入，每天蛋白质摄入限制为 0.28～0.43 g/kg 体重，但应补充足够的酮酸或酮酸类似物，避免营养不良。

（3）对糖尿病肾病（Ⅲ～Ⅴ期）建议每日摄入蛋白质 0.8～0.9 g/kg 体重。

（4）对于透析患者（血液和腹膜透析），建议每日摄入蛋白质 1.0～1.2 g/kg 体重。

对于不同患者，要结合年龄、性别、体力活动水平，营养状况、体重目标、慢性肾脏病分期、有无并发症以及炎症状态因素而定。限制蛋白质的患者，必须每天保证充足热量，每日能量摄入不低于 25～35 kcal/kg 体重（105～147 kJ/kg 体重）。

二、 透析患者饮食和营养

1. 维持性血液透析患者饮食营养特点

血液透析患者因代谢失调、透析过程中营养物质流失等原因，营养护理上与非透析患者有所不同。

（1）血透患者大部分残余肾功能损失或全部消失，饮水过多会增加透析间期体重，迫使透析脱水量加大，血容量会忽高忽低波动，增加心血管病发生的风险，并增加内瘘闭塞的风险，所以必须采取严格的限水措施。

（2）患者少尿或无尿，伴有水肿、高血压或充血性心脏病时，需配合限钠饮食。

（3）24 小时尿量大于 500 mL 时基本不限钾或稍限钾；无尿血液透析患者每天的供钾量低于 2 g，特别是糖尿病肾病患者。

（4）由于透析患者蛋白质分解增多以及透析液交换造成蛋白质丢失，再加上易厌食、呕吐等，容易引起营养不良，相比起非透析患者，应摄入更多的优质蛋白质和热量，保持健康的体魄。

（5）血透患者钙磷代谢紊乱，血磷增高，血钙降低，日常饮食应注意高钙低磷。

（6）血透患者容易发生贫血，还应加强含铁食物的摄入。

（7）适当补充水溶性维生素和叶酸，以弥补透析时的损失。

2. 腹膜透析患者营养特点

腹透患者营养特点与血透患者相似，主要表现为蛋白质丢失性营养不良。由于透析液交换时间长，腹膜透析孔径较大，经透析液丢失蛋白质较血透多，可达每天 10 g 左右。因此有营养不良状况的腹透患者需保持偏高的蛋白质摄入量，优质蛋白质比例在 50% 以上。但是高蛋白饮食会加速残余肾功能的丧失，所以建议在没有明显营养不良表现的腹透患者，应保持正常量的优质蛋白质摄入，蛋白质摄入按照每天每千克 1.3 g 左右。腹透患者因残余肾功能存在，对水的限制没有血透患者那么严格，可适量饮水，加强肾脏排泄。此外，对于热量、维生素、微量元素、钙磷等的控制，腹透患者与血液透析患者相似。

3. 透析患者自我营养评估

透析患者自我营养评估的方法与非透析慢性肾脏病患者相似，注意自身体重、食欲变化、皮肤的色泽等。

（1）饮食摄入情况：食欲变化的可能原因、有无合并并发症。

（2）体重变化：近半年尤其是近 2 周的体重变化情况，不明原因的干体重下降（排除水分摄入过少或脱水过多）提示有营养不良发生的危险。

（3）体格检查：皮肤的色泽度、发质的变化、指甲的外观、皮下脂肪的厚度等。

（4）人体测量：通过检测脂肪储存和肌肉质量来判断营养状况，主要测量身高、体重、体重指数、上臂中段臂围、肱三头肌皮褶厚度。

（5）功能评估：日常生活的能力和基本体力。

4. 透析患者蛋白质的摄入原则

由于透析患者蛋白质分解增多以及透析液交换造成蛋白质损失，如果患者不能摄入足够的蛋白质和能量，就会导致营养不良的发生。

透析患者蛋白质的摄入原则：以理想体重为参照，维持性血液透析患者的推荐蛋白质摄入量为 1.2～1.3 g/(kg·d)。优质蛋白质应占摄入蛋白质总量的 50% 以上，可同时补充复方 α 酮酸制剂 0.075～0.120 g/(kg·d)。含优质蛋白质的食物有鱼、瘦肉、蛋、牛奶等。非优质蛋白质包括谷类、各种蔬菜和豆类等植物蛋白质，这类蛋白质的摄入量不宜过多。

5. 透析患者的限钾饮食原则

钾离子大部分由肾脏排泄，有尿即排钾，因多数透析患者少尿或无尿，排钾减少，容易导致高血钾，高血钾症是严重的肾脏衰竭的并发症，可导致心律失常，甚至心脏骤停危及生命。故透析患者应维持低钾饮食。无尿血液透析患者每天的供钾量低于 2 g，特别是糖尿病肾病患者；无尿腹膜透析患者每天的供钾量为 3～4 g。透析患者控制钾盐的摄入，要注意避免食用高钾水果（参阅第六部分"一、慢性肾脏病患者饮食营养"第 7 问）。

6. 透析患者的限钠饮食原则

透析患者因肾功能不全无法排除过多钠离子，若摄取过多会导致患者口渴而饮水过多，易造成高血压、全身水肿、肺水肿、心力衰竭等并发症。钠是盐的主要成分，故要限制盐分摄取。限钠饮食应避免加工类食品，如腌腊食品、罐头食品等，并谨慎使用酱油、乌醋、辣椒酱、豆瓣酱等调料，限用低钠盐及无盐酱油。可利用白糖、白醋、酒、花椒、八角、柠檬汁、香菜、葱、姜、蒜等调味品，增加食物的可口性。

7. 透析患者的限磷饮食原则

肾脏是磷排泄的主要器官，透析患者因肾功能不全易存在磷排泄障碍，高磷血症的发生较为普遍。治疗慢性肾衰竭继发性甲状旁腺功能亢进的关键在于控制磷的代谢，其中重要的一环是积极限制饮食中的含磷量，每日限制磷摄取量不超过 800 mg。此外，治疗高磷血症，必须将限制磷的摄取、保证充分透析和使用磷结合剂等方法有机地结合起来。

8. 透析患者能量的供应原则

透析患者应保证充足的能量摄入，若能量供应不足，体内蛋白质分解加速，产生的肾毒素会加重肾脏负担。维持性透析开始后，患者需摄入足够的能量，以增加干体重，改善机体的营养不良状态。透析患者每天最适宜的能量供应（按体重）为 147 kJ/kg。60 岁以上、活动量较小、营养状况良好的患者，可减少至 126 kJ/kg。能量供应主要来自于糖类和脂肪，尤其是脂肪的热量是糖类和蛋白质的 2 倍多。应以复合碳水化合物为主的糖类和植物油为主的不饱和脂肪酸构成能量的主要来源，糖类和脂类最好与富含蛋白质的食物一起摄入。应注意增加不饱和脂肪酸的比例，尽量避免多食油腻的食物，肉类以瘦肉为主，食用大豆油、橄榄油及其他植物油，避免动物性油脂。

9. 透析患者入水量的计算原则和方法

血液透析患者最简便的水分摄入计算方法是量出为入，有尿患者与无尿患者对水的摄入量控制限度不同。

无尿患者（小于 200 mL）	有尿患者
出量：① 粪便含水 50～200 mL； ② 无感蒸发水量 850～1 200 mL； ③ 尿量无； ④ 体内剩余水为饮入水量 500～600 mL 入量：① 内生水 200～300 mL； ② 1 日固体食物含水量 800～1 000 mL（包括所有食物中的含水量）； ③ 饮水量：500～600 mL； ④ 原则不应超过每天每千克体重 15 mL	出量：① 粪便含水 50～200 mL； ② 无感蒸发水量 850～1 200 mL； ③ 尿量 200～1 500 mL 或更多； ④ 体内剩余水与尿量多少有关，无或少量 入量：① 内生水 200～300 mL； ② 1 日固体食物含水量 800～1 000 mL； ③ 饮水量为尿量＋（500～600）mL； ④ 有 1 500 mL 尿量可不控制水

透析间期的体重增加，间隔 1 天透析应控制在患者的干体重 3％以内；间隔 2 天透析应控制在患者的干体重 5％以内。无尿患者的饮水量（包括汤、粥、饮料）为 15 mL/(kg·d)，有尿患者饮水量在上述标准附加排出尿的量。

10. 无尿、少尿患者怎样控制水分?

少尿或无尿的患者，在血液透析期间，为了防止出现高血压、水钠潴留、急性心脏功能衰竭、高钾血症而危及生命，必须做好严格的自我管理，要严格控制水的摄入。控制的标准一般是在两次血液透析之间，患者的干体重波动小于 5％，最好每天固定时间称体重，及时掌握身体状况以免大量摄入水分，还可以采取以下的控制水分的技巧：①将每天的饮水量平均分配，用固定的容器装好，计划好每天的饮水，包括粥、面条等的水分也要计算在内，口渴不要饮用温水，而应饮用冰水或热水；②稍微口渴时，用棉花棒润湿嘴唇或漱口，十分口渴时再小口喝水；③将部分水混合柠檬汁或薄荷叶结成冰块，口渴时含在口中，让冰块慢慢融化，特别解渴；④低钠饮食：少吃腌制品、熏肉、罐头食品等，减少盐的摄入；⑤忌食辛辣刺激性食物；⑥充分透析，排出体内潴留的水分。

三、 CKD Ⅰ～Ⅴ期患者饮食护理

慢性肾脏病患者在疾病的不同阶段对饮食的要求不同，需要个体化制定，一般要看肾小球滤过率的多少、肾病的类型（蛋白尿性还是非蛋白尿性肾病）、并发症等。根据慢性肾脏病的分期，各期的治疗原则和方法均不相同，饮食护理不同。

1. CKD Ⅰ～Ⅱ期饮食原则

对于成人透析前非糖尿病肾病患者，CKD Ⅰ～Ⅱ期，原则上宜减少进食蛋白质，推荐蛋白质摄入量 0.8 g/(kg·d)，热量摄入需维持于 126～146 kJ（30～35 kcal）/(kg·d)。各种维生素及叶酸应充分补充。

2. CKD Ⅲ～Ⅳ期饮食原则

对于成人透析前非糖尿病肾病患者，CKD Ⅲ～Ⅳ期患者须控制饮食，保证热能充足、优质低蛋白质、低盐、低脂、限磷补钙、纠正电解质紊乱。在适当限制蛋白质摄入的同时保证充足的能量摄入以防止营养不良发生，选择多样化、营养合理的食物。从 CKD Ⅲ 期［GFR＜60 mL/(min·1.73 m²)］即应开始低蛋白饮食治疗，推荐蛋白质摄入量 0.6 g/(kg·d)，当 GFR 已重度下降［GFR＜25 mL/(min·1.73 m²)］，且患者对更严格蛋白质限制能够耐受，则蛋白质入量还可减至 0.4 g/(kg·d) 左右。热量摄入需维持于 126～146 kJ（30～35 kcal）/(kg·d)。优质蛋白质如瘦肉、鸡肉、鱼肉、蛋、奶等要占到蛋白质摄入量的 50%～60%。各种维生素及叶酸应充分补充，当出现高磷血症时，磷入量应限制在 800 mg/d 以下（最佳入量 500 mg/d）。

对于透析前糖尿病肾病患者，从出现蛋白尿起即应减少进食蛋白质，推荐蛋白质摄入量 0.8 g/(kg·d)，从 GFR 下降起，即应实施低蛋白质饮食，推荐

蛋白质摄入量 0.6 g/(kg·d)。实施低蛋白饮食治疗时，患者的热量摄入应基本与前述非糖尿病患者相似。但是，肥胖的 2 型糖尿病患者需适当限制热量（总热量摄入可比上述推荐量减少 250～500 kal/d）直至达到标准体重。由于患者蛋白质摄入量（仅占总热量的 10% 左右）及脂肪摄入量（仅占总热量的 10% 左右）均被限制，故所缺热量往往只能从碳水化合物补充，必要时应注射胰岛素保证碳水化合物利用。其他营养素与非糖尿病患者要求相同。

3. CKD Ⅳ～Ⅴ期饮食原则

CKD Ⅳ～Ⅴ期大多已经进入血液透析（详见本章血液透析患者饮食与营养）。

4. 慢性肾病患者，CKD Ⅲ～Ⅳ期，准备血液透析，平时一直吃素，怎么进行合理的饮食护理？

作为一个 CKD Ⅲ～Ⅳ期、准备血液透析但又是一个吃素的患者，在饮食中要做到以下的自我护理：①若您未透析且不存在肾病综合征，推荐：蛋白质摄入限制在 0.6 g/(kg·d) 左右，且应保持 50% 以上的优质蛋白质，优质蛋白质来源为鸡蛋和牛奶；热量为 30～35 kcal/(kg·d)；应低脂饮食，多摄入不饱和脂肪，如橄榄油、花生油、坚果等；②如果合并有高血压，建议钠摄入量＜2 g/d（盐 NaCl＜5 g/d）；磷摄入量限制至 0.8 g/d；③热量对人体的重要性就像汽油对汽车一样，没有充足的热量人体就不能正常工作。而热量主要靠饮食摄入，能提供热量的营养素有碳水化合物、脂质和蛋白质；素食中能提供热量的主要是含有丰富碳水化合物的主食，为了保证充足的能量供应，采用纯素食的慢性肾病患者需要食用大量主食。但主食中的蛋白质多为非优质蛋白质，所以如果您平时吃素，可以通过合理进食牛奶、鸡蛋和豆制品等来补充优质蛋白质，同时每天食用适量的水果、蔬菜即可满足人体所需，但必须注意钾离子的摄入，食用蔬菜前先行焯水还可去掉大部分的钾、磷离子。

四、透析患者食谱举例

每周三次规律透析患者蛋白质供应量为 1.2 g～1.3 g/(kg·d)；热量摄入量一般为 126～147 kJ/(kg·d)；血液透析患者应减少盐的摄入，钠盐的摄入应控制在 3～5 g/d，有严重高血压、水肿或血钠较高者，每日钠盐摄入量应限制在 2 g 之内；每日钾摄入量限制在 2 g 之内。以体重 60 kg 患者为例，需摄入热量 7 560～8 820 kJ，1.2～2.0 g 钠（钠盐 3～5 g），钾在 2 g 之内。安排全日烹调用油 40 g，盐 3 g（酱油、各种调味酱等含有大量的盐，尽量避免使用，如使用，应相应减少盐的用量，例如 5 ml 酱油约为 1 g 盐）。

例 1 以蛋白质摄入量为 1.2 g/(kg·d 计）算，每天需要摄入蛋白质 72 g（其中优质蛋白质应占 50% 以上，若占 60%，约为 44 g），参考食谱如下。

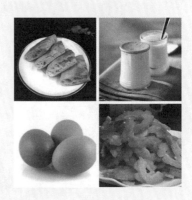

早餐 ｜ 饼（面粉 50 g），牛奶 200 mL，凉拌苦瓜（50 g），煮鸡蛋 1 个。

营养成分

优质蛋白质 6.4 g（200 mL 牛奶）＋7 g（1 个煮鸡蛋）＝13.4 g；

普通蛋白质 4 g（50 g 面粉）＋0.5 g（50 g 苦瓜）＝4.5 g；

能量 756 kJ（50 g 面粉）＋472.5 kJ（200 mL 牛奶）＋37.8 kJ（50 g 苦瓜）＋378 kJ（1 个煮鸡蛋）＝1 644.3 kJ；

钠 1.6 mg（50 g 面粉）＋74.4 mg（200 mL 牛奶）＋1.3 mg（50 g 苦瓜）＋47.4 mg（1 个煮鸡蛋）＝124.7 mg；

钾 95 mg（50 g 面粉）＋218 mg（200 mL 牛奶）＋128 mg（50 g 苦瓜）＋49 mg（1 个煮鸡蛋）＝490 mg

午餐 | 米饭（大米 100 g），清炒圆白菜
（圆白菜 150 g），清蒸鱼块（鱼肉
120 g）。

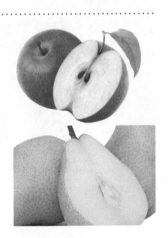

营养成分

优质蛋白质 21.6 g（120 g 鱼肉）；

普通蛋白质 8 g（100 g 大米）＋1.5 g（150 g 圆白菜）＝
9.5 g；

能量 1 512 kJ（100 g 大米）＋113.4 kJ（150 g
圆白菜）＋907.2 kJ（120 g 鱼肉）＝
2 532.6 kJ；

钠 308 mg（100 g 大米）＋40.8 mg（150 g 圆白菜）＋55.2 mg（120 g 鱼肉）＝
404 mg；

钾 103 mg（100 g 大米）＋186 mg（150 g 圆白菜）＋374.4 mg（120 g 鱼肉）＝
663.4 mg

加餐 | 水果（苹果或梨等 200 g）。

营养成分 约 1 g 普通蛋白质；378 kJ 能量；3 mg 钠；200 mg 钾

晚餐 | 馒头（面粉 100 g），醋烹绿豆芽
（绿豆芽 200 g），胡萝卜炒肉丝（胡
萝卜 100 g，猪肉 50 g）。

营养成分

优质蛋白质 9 g（50 g 猪肉）；

普通蛋白质 8 g（100 g 面粉）＋4.2 g（200 g 绿豆芽）＋
1 g（100 g 胡萝卜）＝13.2 g；

能量 1512 kJ（100 g 面粉）＋151.2 kJ（200 g 绿
豆芽）＋75.6 kJ（100 g 胡萝卜）＋378 kJ
（50 g 猪肉）＝2 116.8 kJ；

钠 3.1 mg（100 g 面粉）＋8.8 mg（200 g 绿豆
芽）＋71.4 mg（100 g 胡萝卜）＋28.8 mg
（50 g 猪肉）＝112.1 mg；

钾 190 mg（100 g 面粉）＋136 mg（200 g 绿豆芽）＋190 mg（100 g 胡萝卜）＋
152.5 mg（50 g 猪肉）＝668.5 mg

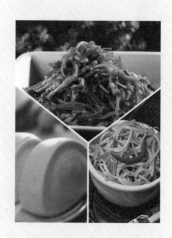

营养分析

全天蛋白质总量 72.2 g，其中优质蛋白质 44 g，普通蛋白质 28.2 g，能量 7 679.7 kJ，
钠约 1.8 g，钾约 2.0 g。固体食物含水量分别约为 325 mL（500 g 蔬菜）＋165 mL
（200 g 水果）＋155 mL（220 g 肉、蛋）＋250 mL（主食）＝915 mL

例2 以蛋白质摄入量为 1.3 g/(kg·d) 计算，每天需要摄入蛋白质 78 g（其
中优质蛋白质应占 50% 以上，若占 60%，约为 47 g），参考食谱如下。

早餐 饼（面粉 50 g），牛奶 200 mL，凉拌
豆腐丝（豆腐丝 30 g），煮鸡蛋
1个。

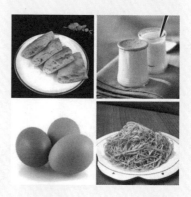

优质蛋白质 6.4 g（200 mL 牛奶）＋7 g（1 个煮鸡蛋）＝13.4 g；

普通蛋白质 4 g（50 g 面粉）＋6.5 g（30 g 豆腐丝）＝10.5 g；

能量 756 kJ（50 g 面粉）＋472.5 kJ（200 mL 牛奶）＋255 kJ（30 g 豆腐丝）＋
378 kJ（1 个煮鸡蛋）＝1 861.5 kJ；

钠 1.6 mg（50 g 面粉）＋74.4 mg（200 mL 牛奶）＋6.3 mg（30 g 豆腐丝）＋
47.4 mg（1 个煮鸡蛋）＝129.7 mg；

钾 95 mg（50 g 面粉）＋218 mg（200 mL 牛奶）＋22.2 mg（30 g 豆腐丝）＋
49 mg（1 个煮鸡蛋）＝384.2 mg

午餐 米饭（大米 100 g），红烧鸡块（鸡肉 100 g），清炒小白菜（小白菜 150 g）。

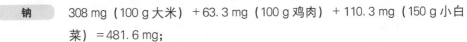

营养成分

优质蛋白质 18 g（100 g 鸡肉）；

普通蛋白质 8 g（100 g 大米）＋1.5 g（150 g 小白菜）＝9.5 g；

能量 1 512 kJ（100 g 大米）＋756 kJ（100 g 鸡肉）＋113.4 kJ（150 g 小白菜）＝2 381.4 kJ；

钠 308 mg（100 g 大米）＋63.3 mg（100 g 鸡肉）＋110.3 mg（150 g 小白菜）＝481.6 mg；

钾 103 mg（100 g 大米）＋251 mg（100 g 鸡肉）＋267 mg（150 g 小白菜）＝621 mg

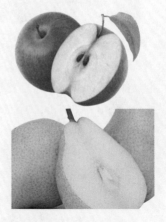

加餐 | 水果（苹果或梨等 200 g）。

（营养成分） 约 1 g 普通蛋白；378 kJ 能量；3 mg 钠；200 mg 钾

晚餐 | 馒头（面粉 100 g），西红柿炒鸡蛋
（西红柿 100 g，鸡蛋 1 个），胡萝卜
炒肉丝（胡萝卜 100 g，猪肉 50 g）。

（营养成分）

优质蛋白质 7 g（1 个鸡蛋）＋9 g（50 g 猪肉）＝16 g；

普通蛋白质 8 g（100 g 面粉）＋1 g（100 g 西红柿）＋
1 g（100 g 胡萝卜）＝10 g；

能量 1 512 kJ（100 g 面粉）＋75.6 kJ（100 g 西
红柿）＋378 kJ（1 个鸡蛋）＋75.6 kJ
（100 g 胡萝卜）＋378 kJ（50 g 猪肉）＝2 419.2 kJ；

钠 3.1 mg（100 g 面粉）＋5 mg（100 g 西红柿）＋47.4 mg（1 个鸡蛋）＋
71.4 mg（100 g 胡萝卜）＋28.8 mg（50 g 猪肉）＝155.7 mg；

钾 190 mg（100 g 面粉）＋163 mg（100 g 西红柿）＋49 mg（1 个鸡蛋）＋
190 mg（100 g 胡萝卜）＋152.5 mg（50 g 猪肉）＝744.5 mg

营养分析

全天蛋白质总量 78.4 g，其中优质蛋白质 47.4 g，普通蛋白质 31 g，能量 8 048.1 kJ，钠约 2.0 g，钾约 1.9 g。固体食物含水量约为 250 mL（380 g 蔬菜）＋ 165 mL（200 g 水果）＋ 175 mL（250 g 肉、蛋）＋ 250 mL（主食）＝ 840 mL。若仍有饥饿感，可以用适量低蛋白淀粉补充食谱，例如麦淀粉、冬粉、玉米粉、番薯粉、藕粉等。

备注

1 汤匙酱油约为 15 g，1 汤匙花生油约为 8 g，1 茶匙盐约为 5 g；100 g 米煮成的米饭约为半碗，100 g 面粉约为 140 g 馒头，在 0.125～0.15 kg 之间；苹果、梨等水果正常大小一个约 200 g；50 g 瘦肉做熟后约为两根手指大小。也可准备专用的量具和厨房用电子秤称量，严格控制饮食摄入。所有食物都含有水分，其中含水量较多的例如 200 mL 牛奶含水量约为 170 mL，200 g 水果含水量为 160～170 mL，100 g 蔬菜炒熟后含水量为 60～70 mL，每日固体食物中的水含量应保持在 800～1 000 mL。

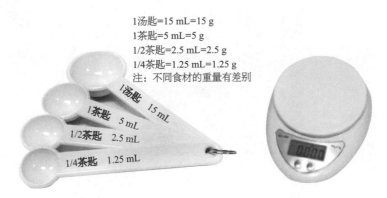

1 汤匙=15 mL=15 g
1 茶匙=5 mL=5 g
1/2 茶匙=2.5 mL=2.5 g
1/4 茶匙=1.25 mL=1.25 g
注：不同食材的重量有差别

五、肾脏病饮食营养换算表

食物营养成分表

（每百克食物所含的成分。500 g 为一市斤※仅供参考※）

类别	食物名称	蛋白质（g）	脂肪（g）	碳水化合物（g）	热量（kcal）	无机盐类（g）	钙（mg）	磷（mg）	铁（mg）
谷类	大米	7.5	0.5	79	351	0.4	10	100	1
	小米	9.7	1.7	77	362	1.4	21	240	4.7
	高粱米	8.2	2.2	78	385	0.4	17	230	5
	玉薯黍	8.5	4.3	73	365	1.7	22	210	1.6
	大麦仁	10.5	2.2	66	326	2.6	43	400	4.1
	面粉	12	0.8	70	339	1.5	22	180	7.6
干豆类	黄豆（大豆）	39.2	17.4	25	413	5	320	570	5.9
	青豆	37.3	18.3	30	434	5	240	530	5.4
	黑豆	49.8	12.1	19	384	4	250	450	10.5
	赤小豆	20.7	0.5	58	318	3.3	67	305	5.2
	绿豆	22.1	0.8	59	332	3.3	34	222	9.7
鲜豆类	花豇豆	22.6	2.1	58	341	2.5	100	456	7.9
	豌豆	24	1	58	339	2.9	57	225	0.8
	蚕豆	28.2	0.8	49	318	2.7	71	340	7
	青扁豆荚（鹊豆）	3	0.2	6	38	0.7	132	77	0.9
	白扁豆荚（刀子豆）	3.2	0.3	5	36	0.8	81	68	3.4
	四季豆（芸豆）	1.9	0.8	4	31	0.7	66	49	1.6
	豌豆（准豆、小寒豆）	7.2	0.3	12	80	0.9	13	90	0.8
	蚕豆（胡豆、佛豆）	9	0.7	11	86	1.2	15	217	1.7
	菜豆角	2.4	0.2	4	27	0.6	53	63	1

类别	食物名称	蛋白质（g）	脂肪（g）	碳水化合物（g）	热量（kcal）	无机盐类（g）	钙（mg）	磷（mg）	铁（mg）
豆类制品	黄豆芽	11.5	2	7	92	1.4	68	102	6.4
	豆腐浆	1.6	0.7	1	17	0.2	—	—	—
	北豆腐	9.2	1.2	6	72	0.9	110	110	3.6
	豆腐乳	14.6	5.7	5	30	7.8	167	200	12
	绿豆芽	3.2	0.1	4	30	0.4	23	51	0.9
	豆腐渣	2.6	0.3	7	41	0.7	16	44	4
根茎类	小葱（火葱、麦葱）	1.4	0.3	5	28	0.8	63	28	1
	大葱（青葱）	1	0.3	6	31	0.3	12	46	0.6
	葱头（大蒜）	4.4	0.2	23	111	1.3	5	44	0.4
	芋头（土芝）	2.2	0.1	16	74	0.8	19	51	0.6
	红萝卜	2	0.4	5	32	1.4	19	23	1.9
	荸荠（乌芋）	1.5	0.1	21	91	1.5	5	68	0.5
	甘薯（红薯）	2.3	0.2	29	127	0.9	18	20	1
	藕	1	0.1	6	29	0.7	19	51	0.5
	白萝卜	0.6	—	6	26	0.8	49	34	0.5
	马铃薯（土豆、洋芋）	1.9	0.7	28	126	1.2	11	59	0.9
叶菜类	黄花菜（鲜金针菜）	2.9	0.5	12	64	1.2	73	69	1.4
	黄花（金针菜）	14.1	0.4	60	300	7	463	173	16.5
	菠菜	2	0.2	2	18	2	70	34	2.5
	韭菜	2.4	0.5	4	30	0.9	56	45	1.3
	苋菜	2.5	0.4	5	34	2.3	200	46	4.8
	油菜（胡菜）	2	0.1	4	25	1.4	140	52	3.4
	大白菜	1.4	0.3	3	19	0.7	33	42	0.4
	小白菜	1.1	0.1	2	13	0.8	86	27	1.2
	洋白菜（椰菜）	1.3	0.3	4	24	0.8	100	56	1.9

类别	食物名称	蛋白质（g）	脂肪（g）	碳水化合物（g）	热量（kcal）	无机盐类（g）	钙（mg）	磷（mg）	铁（mg）
	香菜（芫荽）	2	0.3	7	39	1.5	170	49	5.6
	芹菜茎	2.2	0.3	2	20	1	160	61	8.5
菌类	蘑菇（鲜）	2.9	0.2	3	25	0.6	8	66	1.3
	口蘑（干）	35.6	1.4	23	247	16.2	100	162	32
	香菌（香菇）	13	1.8	54	384	4.8	124	415	25.3
海菜类	木耳（黑）	10.6	0.2	65	304	5.8	357	201	185
	海带（干，昆布）	8.2	0.1	57	262	12.9	2 250	—	150
	紫菜	24.5	0.9	31	230	30.3	330	440	32
茄瓜果类	南瓜	0.8	—	3	15	0.5	27	22	0.2
	西葫芦	0.6	—	2	10	0.6	17	47	0.2
	瓠子（龙蛋瓜）	0.6	0.1	3	15	0.4	12	17	0.3
	丝瓜（布瓜）	1.5	0.1	5	27	0.5	28	45	0.8
	茄子	2.3	0.1	3	22	0.5	22	31	0.4
	冬瓜	0.4	—	2	10	0.3	19	12	0.3
	西瓜	1.2	—	4	21	0.2	6	10	0.2
	甜瓜	0.3	0.1	4	18	0.4	27	12	0.4
	菜瓜（地黄瓜）	0.9	—	2	12	0.3	24	11	0.2
	黄瓜	0.8	0.2	3	13	0.5	25	37	0.4
	西红柿（番茄）	0.6	0.3	2	13	0.4	8	32	0.4
水果类	柿	0.7	0.1	11	48	2.9	10	19	0.2
	枣	1.2	0.2	24.	103	0.4	41	23	0.5
	苹果	0.2	0.6	15	60	0.2	11	9	0.3
	香蕉	1.2	0.6	20	90	0.7	10	35	0.8
	梨	0.1	0.1	12	49	0.3	5	6	0.2
	杏	0.9	—	10	44	0.6	26	24	0.8
	李	0.5	0.2	9	40	—	17	20	0.5

类别	食物名称	蛋白质 （g）	脂肪 （g）	碳水化 合物 （g）	热量 （kcal）	无机 盐类 （g）	钙 （mg）	磷 （mg）	铁 （mg）
	桃	0.8	0.1	7	32	0.5	8	20	1
	樱桃	1.2	0.3	8	40	0.6	6	31	5.9
	葡萄	0.2	—	10	41	0.2	4	15	0.6
干果及硬果类	花生仁（炒熟）	26.5	44.8	20	589	3.1	71	399	2
	栗子（生及熟）	4.8	1.5	44	209	1.1	15	91	1.7
	杏仁（炒熟）	25.7	51	9	597	2.5	141	202	3.9
	菱角（生）	3.6	0.5	24	115	1.7	9	49	0.7
	红枣（干）	3.3	0.5	73	309	1.4	61	55	1.6
走兽类	牛肉	20.1	10.2	—	172	1.1	7	170	0.9
	牛肝	18.9	2.6	9	135	0.9	13	400	9
	羊肉	11.1	28.8	0.9	306	0.9	11	129	2
	羊肝	18.5	7.2	4	155	1.4	9	414	6.6
	猪肉	16.9	29.2	1.1	335	0.9	11	170	0.4
	猪肝	20.1	4	2.9	128	1.8	11	270	25
乳类	牛奶（鲜）	3.1	3.5	4.6	62	0.7	120	90	0.1
	牛奶粉	25.6	26.7	35.6	48.5	—	900	—	0.8
	羊奶（鲜）	3.8	4.1	4.6	71	0.9	140	—	0.7
飞禽类	鸡肉	23.3	1.2	—	104	1.1	11	190	1.5
	鸭肉	16.5	7.5	0.1	134	0.9	11	145	4.1
蛋类	鸡蛋（全）	14.8	11.6	—	164	1.1	55	210	2.7
	鸭蛋（全）	13	14.7	0.5	186	1.8	71	210	3.2
	咸鸭蛋（全）	11.3	13.2	3.3	178	6	102	214	3.6
爬虫蛤类	田鸡（青蛙）	11.9	0.3	0.2	51	0.6	22	159	1.3
	甲鱼	16.5	1	1.5	81	0.9	107	135	1.4
	河螃蟹	1.4	5.9	7.4	139	1.8	129	145	13
	明虾	20.6	0.7	0.2	90	1.5	35	150	0.1
	青虾	16.4	1.3	0.1	78	1.2	99	205	0.3

类别	食物名称	蛋白质（g）	脂肪（g）	碳水化合物（g）	热量（kcal）	无机盐类（g）	钙（mg）	磷（mg）	铁（mg）
鱼类	虾米（河产及海产）	46.8	2	—	205	25.2	882	—	—
	田螺	10.7	1.2	3.8	69	3.3	357	191	19.8
	蛤蜊	10.8	1.6	4.8	77	3	37	82	14.2
	鲫鱼	13	1.1	0.1	62	0.8	54	20.3	2.5
	鲤鱼	18.1	1.6	0.2	88	1.1	28	17.6	1.3
	鳝鱼	17.9	0.5	—	76	0.6	27	4.6	4.6
	带鱼	15.9	3.4	1.5	100	1.1	48	53	2.3
	黄花鱼（石首鱼）	17.2	0.7	0.3	76	0.9	31	204	1.8
油脂及其他	猪油（炼）	—	99	—	891	—	—	—	—
	芝麻油	—	100	—	900	—	—	—	—
	花生油	—	100	—	900	—	—	—	—
	芝麻酱	20	52.9	15	616	5.2	870	530	58
	豆油	—	100	—	900	—	—	—	—

参考文献

[1] 林惠凤．实用血液净化护理 [M]．2 版．上海：上海科学技术出版社，2015．

[2] 何志谦．疾病营养学 [M]．北京：人民卫生出版社，2014．

[3] 李倩．葡寡糖的衍生化及吸收研究 [D]．第四军医大学，2010．

[4] 汪忠．高中教材生物分子与细胞 [J]．9 版．南京：江苏教育出版社，2014．

[5] 林善锁，谌贻璞．慢性肾脏病蛋白营养治疗共识 [J]．实用糖尿病杂志，2005，21
(7)：421 - 424．

[6] 余仁欢．慢性肾脏病患者不应禁食大豆及豆制品 [J]．江苏卫生保健，2016．

[7] 宋天佑，徐家宁，程功臻，等．无机化学，下册 [M]．3 版．北京：高等教育出版社，
2015．

[8] 袁发焕．高磷血症的危害及其防治 [J]．中国中西医结合肾病杂志，2010．

[9] 王健．血液透析患者的饮食护理 [J]．哈尔滨医药，2009．

[10] 刘琳，李秀英，张科菊，等．维持性血液透析病人营养不良的原因分析及其护理对策
[J]．护理学杂志，2004，19 (13)：39 - 41．

[11] 池琦，李萍，郁佩青．维持性血透患者的心理问题及护理措施 [J]．上海护理，2001
(03)：9 - 11．

[12] 中华人民共和国卫生部．医疗机构血液透析室管理规范 [S]．2010．

[13] 傅芳婷．血液透析患者 200 问 [M]．北京：中国协和医科大学出版社，2007．

[14] 张瑜凌．维持性血液透析患者蛋白质摄入与临床营养评估 [J]．中国血液净化，
2014．

[15] 刘莎．刘文虎．慢性肾脏病低蛋白饮食治疗 [J]．中国中西医结合肾病杂志，2010
(2)．

[16] 李平．慢性肾功能不全饮食治疗的干预 [J]．临床医药实践，2009．

[17] 姜娜．低蛋白饮食在慢性肾脏病患者中的应用 [J]．临床药物治疗杂志，2011．

[18] 宋燕郡．痛风及无症状高尿酸血症饮食指导的研究进展 [J]．现代医药卫生，2016．

[19] 周蓉，蒋更如．慢性肾脏病非透析患者营养状况的评价及分析 [J]．中国临床保健杂
志，2010．

[20] Prakash Shetty．营养不良与营养不足 [J]．国际内科双语杂志：中英文，2003．

[21] 宋淑英．维持性血液透析患者的营养不良因素与对策 [J]．山西医药杂志，2005．

[22] 谢良民．透析患者饮食营养治疗 [M]．上海：上海科学技术文献出版社，2013．

[23] 洪忠新．限磷饮食疗法与维持血透患者的预后 [J]．河北医药，2012．

[24] 王丽华．慢性肾功能衰竭维持性血液透析患者的饮食护理 [J]．实用医技杂志，2005．

[25] 闫利．慢性肾脏病未进入透析患者的饮食护理干预 [J]．中国实用医药，2014．

[26] 李玲，孙丽．高血压病人用药护理干预及效果观察 [J]．西南军医，2009 (05)：202 -
203．

[27] 马彬，何永成，栾韶东，等．维持性血液透析患者营养不良的主要相关因素及其影响
[J]．临床内科杂志，2008 (06)：45 - 47．

[28] 黄伟郭，汉林．慢性肾功能衰竭维持性血液透析患者死因分析及防治措施［J］．广东医学，2007，028 (010)：1681 - 1682.

[29] 夏虹，薛颖芝，董玲，等．护理干预对提高维持性血液透析高血压患者用药依从性的影响［J］．中华现代护理杂志，2011，017 (002)：148 - 150.

[30] 吕文律，滕杰，钟一红，等．血液透析患者死亡原因分析［J］．肾脏病与透析肾移植杂志，2011，020 (003)：227 - 234.